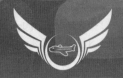

高等职业教育交通运输大类空乘专业新形态教材
国家职业教育空中乘务专业教学资源库配套教材

"十四五"职业教育国家规划教材

民航机上急救手册

MINHANG JISHANG
JIJIU SHOUCE

刘英 主编

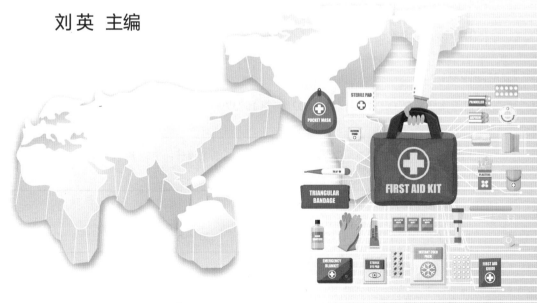

化学工业出版社
·北京·

内 容 简 介

本书是高等职业空中乘务专业系列教材之一。本书根据空中乘务国家职业标准和行业标准，以及交通运输部《大型飞机公共航空运输承运人运行合格审定规则》（CCAR-121）的有关规定，围绕机上医疗救护展开手册式教材编写。课程内容以"机上医疗急救"任务为主线，包括机上急救基础知识、机载应急医疗设备及使用、心肺复苏、机上常见医疗急症、机上意外创伤救护、机上突发公共卫生事件六个项目，每个学习项目以一个或以上典型的、实际的综合性学习任务为载体，结合经典案例，承载知识和实践内容。本书按照 1+X 职业技能等级标准要求，并在理论知识叙述中全面落实党的二十大精神，将爱国精神、工匠精神、新时代民航精神、创新精神等有机融入教材，理论和实训相结合，知识技能的职业道德要求和情感态度与将来的岗位相结合，满足企业对空中乘务人员的综合能力培养需求。本书依托国家职业教育空中乘务专业教学资源库《机上急救》项目，配套了丰富的数字化教学资源，扫描书中二维码可观看教学视频和进行课后练习。

本书适合高等职业院校和普通高等院校空中乘务、航空服务等专业课程理论与教学实践使用，也可作为民航相关单位的培训教材。

图书在版编目（CIP）数据

民航机上急救手册 / 刘英主编. —北京：化学工业出版社，2021.11（2024.8 重印）
ISBN 978-7-122-39680-8

Ⅰ.①民… Ⅱ.①刘… Ⅲ.①民用航空-急救-手册
Ⅳ.①R851.7-62

中国版本图书馆 CIP 数据核字（2021）第 157379 号

责任编辑：王　可　旷英姿　朱　理　　　　　装帧设计：王晓宇
责任校对：宋　夏

出版发行：化学工业出版社（北京市东城区青年湖南街 13 号　邮政编码 100011）
印　　装：中煤（北京）印务有限公司
787mm×1092mm　1/16　印张 15¼　字数 444 千字　　2024 年 8 月北京第 1 版第 4 次印刷

购书咨询：010-64518888　　　　　　　　　　售后服务：010-64518899
网　　址：http://www.cip.com.cn
凡购买本书，如有缺损质量问题，本社销售中心负责调换。

定　　价：58.00 元　　　　　　　　　　　　　　　　版权所有　违者必究

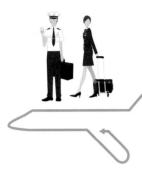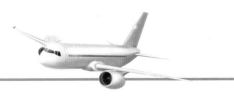

编写人员名单

主　编：刘　英（长沙航空职业技术学院）

副主编：吴巧洋（长沙航空职业技术学院）
　　　　　洪　运（长沙航空职业技术学院）
　　　　　邢　静（长沙航空职业技术学院）
　　　　　钟　科（长沙航空职业技术学院）

参　编：陈怀婷（长沙商贸旅游职业技术学院）
　　　　　杜雨潇（西安航空职业技术学院）
　　　　　温宝琴（长沙航空职业技术学院）
　　　　　胡小将（长沙岳麓区第二人民医院）

主　审：刘岩松（沈阳航空航天大学）
　　　　　杨　玮（中国南方航空公司）

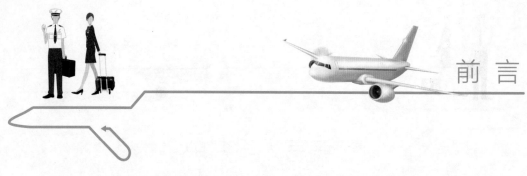

近年来，民用航空运输快速发展，航空旅客运输量不断攀升，空中紧急医学事件也呈逐年上升趋势。当前，老年旅客乘机占比不断加大，旅客对自身健康是否适合搭乘飞机认识不足，网络购票使得航空公司无法全面了解旅客真实健康状况，机上医疗技术和急救人员也难以满足实际需求，返航或备降成本较高。这些现状对空乘人员岗位职业技能也提出了更高的要求。

本教材的编写适应新形势下空中乘务员机上应急医疗救护岗位能力发展需要，以《空中乘务职业技能等级标准》为人才培养目标依据，以空中乘务员岗位职业需求为导向，以技能培养为核心，将职业技能等级标准内容融入课程体系，构建"1"和"X"深度融合的人才培养模式，体现高职教育的特色。教材内容在广泛调研和充分论证的基础上，在长沙市红十字会秘书长姜新任、中南大学湘雅医院急诊科主任李小刚、沈阳航空航天大学教授刘岩松、中国南方航空公司乘务长杨玮等专家的指导下，根据岗位工作的实际编写而成。项目设计实用性强，理论与实际结合紧密，及时将课程思政、新技术、新规范编入教学内容，使学生能更好地学以致用。

本教材以党的领导为核心，以习近平新时代中国特色社会主义思想为指导，将专业知识与思政元素有机融合。指导学习者始终坚持把航空安全放在突出位置，确保航空运行和人民生命的绝对安全，践行"人民至上、生命至上"的坚定理念，坚持民航"三个敬畏"的职业操守，强化安全意识，以高标准、严要求、实举措，确保航空安全万无一失，坚决守住航空安全底线，为实现中国民航强国梦而不懈奋斗。

本教材根据"机上应急医疗"工作情景设置教学内容，内容的选取以对空乘人员的急救知识、技能要求为立足点，按项目化教学、任务引领的方式编写。全书包括机上急救基础知识、机载应急医疗设备及使用、心肺复苏、机上常见医疗急症、机上意外创伤救护、机上突发公共卫生事件六个项目。每个项目包括任务资讯、工作任务、任务准备、任务实施、任务评价、随堂检测、工作活页、课后作业几个部分。其中，任务资讯主要阐述与本任务相关的理论知识；工作任务及分析、计划、实施、评价是以"机上医疗急救"为主线，以一个或以上典型的、实际的综合性工作任务为载体，结合经典案例，承载知识和项目实践，体现"理实一体"，方便学生更深入地以真实岗位工作情境来展现急救技能，掌握知识点；随堂检测部分可扫描书中二维码答题，实时检验学习成果。

为响应《职业院校教材管理办法》的要求，本教材采用活页式装订，更好地满足以实践项目、工作任务为载体组织教学单元的需要，教学中理论及实践教学内容的选取也更为灵活，可适应学生理论学习、实践操作、实训考核等不同学习方式的要求。本教材同时配套相应信息化教学资源，如丰富的教学图像、微课视频、案例分享、随堂检测等各种多媒体资源，以二维码的方式植入教材，学生可随时扫描二维码进行反复学习与练习，增加了教学的直观性与便利性。本教材为国家职业教育空中乘务专业教学资源库《机上急救》课程的配套教材，教师可以开展"线上＋线下"混合式教学，也有助于学习者的自主学习。

本教材由刘英担任主编，吴巧洋、洪运、邢静、钟科任副主编，陈怀婷、杜雨潇、温宝琴、胡小将参与编写，刘岩松、杨玮担任主审。参与编写的具体分工为：钟科、洪运编写项目一，吴巧洋编写项目二，刘英编写项目三，刘英、胡小将编写项目四，陈怀婷、邢静编写项目五，温宝琴、杜雨潇编写项目六。全书大纲的编写与内容设计以及最后的统稿工作由刘英完成。本教材可供高等职业院校空中乘务、航空服务等专业课程理论与教学实践使用，也可作为民航相关单位的培训教材。

本书在编写过程中参考了近年来的相关资料，在此向相关作者表示衷心的感谢！同时长沙航空职业技术学院陈朗、宋千一、陈佳妮、胡宇翔、蒋翔宇、孙佳艺、刘媛、汪汐等同学参与了图片、视频的拍摄，在此深表谢意！

由于时间紧迫，编者水平有限，书中难免存在疏漏和不足之处，恳请各位专家、各院校教师和读者批评指正！

编　者
2021 年 7 月

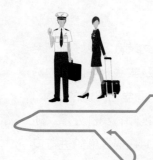
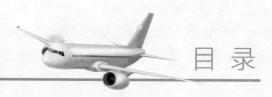

目 录

项目一

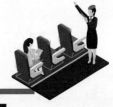

机上急救基础知识

∧
项目导读
∨

　　航空飞行突发情况的现场急救与日常医学急救有所不同，一旦飞机在空中遇到旅客突发疾病，这将不同于地面。机组人员应当第一时间采取正确的措施，给予患者最大的帮助，以提高伤病员的生存机会和质量，尽快将其转运到邻近的医疗机构，获得及时且妥善的治疗。同时也对空中乘务人员的急救知识和特情处置能力等提出了更加专业化的要求。

∧
学习目标
∨

能力目标

（1）具备发现患病旅客后各级乘务员协调开展急救工作的能力。
（2）具备测量和判断生命体征是否正常的能力。

知识目标

（1）了解机上急救的重要意义。
（2）了解航空环境的主要特点及其对人体的影响。
（3）熟悉不适合乘机的伤病类型。
（4）熟悉人体的基本结构与功能。
（5）掌握机上急救的基本原则、措施及注意事项。
（6）掌握机上乘务员发现患病旅客后的处置程序。

思政目标

（1）通过学习四川航空"中国民航英雄机组"的英雄事迹，深刻领会总体国家安全观，坚持统筹发展和安全，增强忧患意识和安全责任意识，培养敬畏生命、敬畏规章、敬畏职责的职业操守，践行新时代民航精神。
（2）坚决贯彻落实习近平总书记对民航工作的重要指示精神，通过学习"旅客突发疾病，飞机放油备降"的案例，树立"人民航空为人民"的宗旨，把旅客生命放在第一位，确保人民生命绝对安全，确保航空运行绝对安全，努力在新时代新征程上更好展现民航新担当、新作为。

任务 1
了解航空环境及其对人体的影响

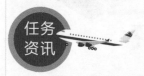

任务
资讯

一、什么是航空环境

航空环境指航空人员驾驶航空器，在空中活动时的大气环境及飞机座舱内的人工环境。在飞行活动中，随着飞行高度的升高，我们周围的大气物理特性也会随之变化，大气的物理特性和高空环境的改变对人体生理都会产生一定的影响，如高空缺氧、高空减压症、航空性中耳炎、航空性牙痛等；另外，噪声、大气温度、湿度和化学因素（如航空毒物、臭氧等）等因素均会对航空飞行安全与客舱乘客和机组人员的健康造成一定的影响。

二、大气的组成和分层

（一）大气的组成

大气是指包围在地球表面并随地球旋转的空气层或大气圈。大气层的成分主要有氮气，占78.1%；氧气占20.9%；氩气占0.93%；还有少量的二氧化碳、稀有气体（氦气、氖气、氩气、氪气、氙气、氡气）和水蒸气。大气在没有污染的情况下是透明、无色无味、无臭的。实际上也可以认为干净的空气是由21%的氧气和79%的氮气组成。大气的功能首先是支持生命，为机体提供氧气；氧气是人体维持正常生理活动、进行体内新陈代谢、维持生命所必需的。其次，大气对人类生命有重要的保护作用，大气可滤除宇宙辐射和太阳辐射的紫外线以及流星的侵袭。

（二）大气的分层

大气的底层是地面或海面，大气顶层高度约为5000km。通常将大气分为内圈大气和外圈大气两部分，外圈大气指700km以上至大气顶层的大气，内圈大气指从地面700km高度以内的大气。按照大气温度随高度分布的特征，可把大气分成对流层、平流层、中间层、暖层和散逸层（图1-1）。现代航空飞行的高度范围在对流层和平流层的下面。

1. 对流层

对流层位于大气层的最低层，紧靠地球表面，其厚度大约为10～20km。因空气对流很明显而称为对流层。云、雾、雨等现象，动、植物的生存，人类的绝大部分活动都发生在这一层内。水蒸气以及大部分的固体杂质也在这一层。对流层的气温随高度的增加而降低，大约每升高1000m，温度下降5～6℃。当地面温度为25℃时，在5000m高空，气温为-7.5℃，在10000m高空，温度则低到-40℃。

2. 平流层

平流层位于对流层以上，大约距地球表面20～50km。该层内空气比较稳定。这一层内水蒸气和尘埃很少，并且在30km以下是同温层，其温度在-55℃左右，温度基本不变，在

30～50km内温度随高度增加而略微升高。

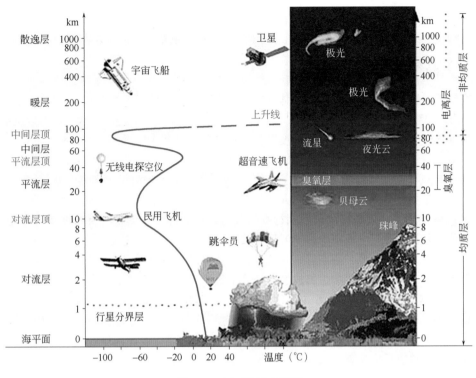

图 1-1　大气层结构示意图

3. 中间层

中间层位于平流层以上，大约距地球表面50～85km。空气十分稀薄，该层的突出特征是气温随高度增加而迅速降低，空气的垂直对流强烈。

4. 暖层

暖层位于中间层以上，大约距地球表面100～800km，空气稀薄、平稳。

5. 散逸层

散逸层在暖层之上，为带电粒子所组成，空气稀薄、温度很高，是地球大气与宇宙的过渡层，所以，大气没有明显的上界。

（三）大气压

大气压力是由空气的重量产生的"强压"叫做大气压强，简称"气压"。一个标准大气压为760毫米汞柱（mmHg，1mmHg=133.32Pa）。空气中的大气压按组成空气成分的气体比例的分压构成，如氧气约占空气的21%，那么空气中的氧分压就等于760mmHg×21%=159mmHg（21.198kPa）。不同飞行高度上的大气压及其氧分压，对飞行安全和人体健康影响不同。

三、高空大气压降低对人体的影响

安全高度通常指海拔10000ft（约3000m）左右，人类无需额外的氧

M1-1

气以及没有增压帮助下生存的高度。但大多数的现代飞机在不适合人类生存的高度上飞行，这种高度上没有足够的氧气供人呼吸，所以客舱都必须增压。如果机体破损或是增压系统出现故障时增压舱失密，客舱压力就无法保持，这就是释压。大气压随飞行高度的增加而下降。高度每增加5500m，大气压约降为原来的1/2。高空大气压降低对人体主要产生以下3方面的影响。

（一）高空缺氧

高空缺氧又称低压性缺氧，是指人体暴露于高空低气压环境里，由于氧气含量少而导致的生理机能障碍。缺氧与高度有着密切的关系，随着飞行高度增加，大气压下降，大气中的含氧量下降。

根据人体缺氧的严重程度、发展速度及暴露在低气压环境中的时间长短，高空缺氧分为爆发性高空缺氧、急性高空缺氧、慢性高空缺氧3类。爆发性高空缺氧是指非常发展迅速、程度极为严重的高空缺氧，常在气密舱迅速减压、座舱增压系统失灵、呼吸供氧突然中断等情况下发生；急性高空缺氧是指在数分钟到几小时内人体暴露在低气压环境中引起的缺氧，多见于舱压降低和供氧不足；慢性高空缺氧是指由长期执行高原任务，或者非增压舱型飞机长期执行高空飞行任务，使人体反复暴露在轻度或中等程度低氧环境中引起的，一般不被人重视。

高空缺氧对人体的神经、心血管、呼吸、消化等系统均有不同程度的影响，其中对中枢神经的影响尤为明显。在人体组织中大脑皮层对缺氧的敏感度极高，随着高度增加，缺氧加重，高级神经活动障碍越来越明显，最终可导致意识丧失。生理学研究指出，在1200m以上，人体对氧分压降低是能补偿的，但在4000m高度以下，人呼吸大气空气已不能维持正常工作，大多数人在4000m以上就会出现不同程度的缺氧症状。研究证明，飞行座舱高度在达到不同程度时，机组人员及乘客的缺氧反应见表1-1。

表1-1　高空缺氧对人体的影响

功能情况	飞行座舱高度	机组及乘客的缺氧反应
功能不完全代偿区	5000ft（约1500m）	夜间视力降低，飞行员开始感到阅读光线暗淡的各种仪表有些困难，所习惯的明暗对比度开始降低，以致目标变得模糊起来
	8000ft（约2500m）	个别患有心血管或肺部疾患的旅客病情将加重
	10000ft（约3000m）	头痛、非常疲劳
功能丧失代偿区	14000ft（约4200m）	犯困、视力减弱、暗适应时间延长、指甲发紫、动作不协调、晕厥
	18000ft（约5400m）	记忆力减退，反应迟钝，重复同一动作
	20000ft（约6000m）	惊厥、虚脱、昏迷、休克。有效意识时间5～10min
危险区	25000ft（约7600m）	昏迷和虚脱，有效意识时间是3～5min
	30000ft（约9000m）	有效意识时间是1～2min
	35000ft（约10000m）	有效意识时间是30s
	40000ft（约12000m）	有效意识时间是15s

（二）低气压的物理性影响

随着座舱高度的增加以及在高空的滞留，体内气体的体积、压力、溶解度以及体液的沸点等物理参数都会随气压的变化而改变，从而对机体造成影响，这就是高空低气压的物理性影响。如果这种影响超过了机体自身的生理代偿范围，则会导致机体功能障碍、器官损伤甚至生命危险。

高空低气压物理性影响的结果，一方面取决于机体不同组织器官的形态构造和生理病理功能状态，另一方面又与气压变化的大小及速率密切相关，具有如下内在特点。

（1）空腔器官如胃、肠道、肺、中耳腔及鼻窦内含有气体。环境气压降低时，腔内气体如不能及时排出，就会根据器官壁的可扩张程度而发生体积膨胀。

（2）组织和体液中溶解有一定的气体，环境气压降低到一定程度时，这些溶解的气体可能离析出来，在血管内外形成气泡。

（3）体液主要是由水分组成的。当环境气压降低到等于或低于体温条件下的水蒸气压时，水就沸腾，形成大量蒸汽。

（三）气压性损伤

气压性损伤是由于飞机升降过程中气压变化引起的损伤。大气压随着海拔高度的增加而降低，在航行过程中，随着飞机上升或降落，座舱内的气压就发生相应的变化，人体含气骨腔内的气体也就随之扩张或缩小。常见的气压性损伤有高空减压病、高空肠胀气、航空性中耳炎、航空性鼻窦炎和航空性牙痛。

四、温度和湿度、噪声及化学因素对人体的影响

（一）温度和湿度的变化对人体的影响

1. 温度变化

大气主要是靠温暖的地表来直接加热的，在对流层内，温度随高度的增加递减，每上升 100m，气温平均下降 0.65℃，至 11000m 高度附近，气温已降至并恒定在 −56℃。这样的低温给飞行带来一定的影响，而座舱最适宜的温度应为 15～25℃，即使有加温设备，时间长也可使座舱温度不均匀，后舱温度高于前舱温度 5.5℃左右，而且在舱内形成"垂直温差"，出现头凉足热或足凉头热现象，故乘务员热量消耗很大，应多吃高蛋白食物以及豆类食物，及时补充人体所需；另外，还要预防感冒，随气温变化增减衣服。

2. 湿度变化

大气中的水气含量随高度上升而逐渐减少。现在采用通风式增压舱的飞机，利用外界的空气过滤加温加压无加湿，在高空飞行中，舱内空气非常干燥，相对湿度仅 10%～30%（舱内理想湿度为 30%～50%，但很难达到），长时间飞行可出现口干和眼干现象，应多补充水分。

（二）噪声对人体的影响

噪声级为 30～40 分贝（dB），是比较安静的正常环境；超过 50dB，就会影响睡眠和休息。由于休息不足，疲劳不能消除，正常生理功能会受到一定的影响。噪声在 70dB 以上，就会干扰谈话，造成心烦意乱，精神不集中，影响工作效率，甚至发生事故。长期工作或生活在 90dB 以上的噪声环境，会严重影响听力，导致其他疾病的发生。

噪声除损害听觉外，也影响其他系统。噪声对神经系统的影响表现为以头痛和睡眠障碍为主的神经衰弱症状群、脑电图有改变（如节律改变、波幅低、指数下降）、自主神经功能紊乱等。对心血管系统的影响表现为血压不稳（大多数增高）、心率加快、心电图有改变（窦性心律不齐、缺血型改变）等。对胃肠系统的影响表现为胃液分泌减少、蠕动减慢、食欲下降等。对内分泌系统的影响表现为甲状腺功能亢进、肾上腺皮质功能增强、性机能紊乱、月经失调等。

（三）航空辐射对人体的影响

在航空航天活动中，人类在大气层内与宇宙空间可能受到两种不同来源的辐射：自然产生的

与人工产生的。前者如银河系宇宙辐射、太阳辐射与地磁捕获辐射，后者如人工辐射带、电子仪器的射频辐射等。所受辐射既有粒子辐射，也有电磁辐射；既有电离辐射，也有非电离辐射。在现代飞机航行的高度范围内，机组人员和旅客在航行过程中所受到的银河系宇宙辐射的剂量，均未超过目前所规定的最大容许剂量标准。

航空航天飞行时，由于有舱体保护，人员不会受到紫外线辐射伤害，舱外活动时，应当给予防护。由于机载雷达和应答机及机上电台本身均有良好的屏蔽性且功率都比较小，因此不会对机组人员的身体健康造成伤害。

（四）臭氧对人体的影响

自然界中的臭氧（O_3）大多分布在距地面 20000 ～ 50000m 的大气中，我们称之为臭氧层，介于对流层和平流层之间。臭氧层是由于氧分子在太阳光中紫外线的光化作用下变成了臭氧而造成的，在距地面 30000m 高度附近其浓度最高。一方面臭氧层可以阻挡来自太阳的紫外线，使地球表面的生物免受过量紫外线的伤害；另一方面由于臭氧本身毒性很大，即使浓度很低，一旦吸入也会损伤呼吸道和肺部柔弱的黏膜。人若暴露在较高浓度的臭氧环境中可出现咳嗽、胸痛、头痛、呕吐症状，最终死于肺水肿（医用紫外线灯消毒会产生臭氧，可闻到臭氧味）。

要正确认识臭氧对机上人员身体健康的影响。平流层的下部，太阳紫外线作用于大气中的氧分子，使该层中不断重复着臭氧形成和破坏的过程，因此在 12000m 高度以下很少有臭氧存在，空气经飞机压缩机加热至较高温度，其中臭氧被分解掉，而且目前运输机的飞行高度正处于臭氧层的下缘，因此，进入机舱内的空气中的臭氧浓度均在允许范围之内。

（五）航空毒物中毒对人体的影响

1. 飞机座舱内可能出现的有害物质

包括发动机废气、电气设备（发电机、变压器、蓄电池）及其热分解产物、机械用液（液压油、冷却剂、防冻液）的喷雾、灭火器中的化学物质及货物中的有害物质被泄出、飞机喷洒有毒农药、飞机失火时的燃烧毒物、臭氧等。

2. 常见有毒气体

（1）一氧化碳。主要来自燃油废气、润滑油及电气设备绝缘物的热分解产物中；利用发动机废气进行加温的飞机，废气可能污染座舱。一氧化碳中毒的主要症状就是缺氧表现，如头痛、头晕、潮红、大汗、恶心、昏迷甚至脑水肿等。

（2）二氧化碳。主要来自化学灭火剂、运输鲜货保持低温的干冰（固体二氧化碳）挥发进入座舱。二氧化碳中毒的主要症状有呼吸快速而深，有窒息感、头痛头晕等。

（3）醛类。喷气式飞机座舱中常见的有害气体是润滑油的热分解产物，即刺激性很强的丙烯醛和甲醛，刺激眼、鼻黏膜，引起疼痛、流泪，影响视力。

（4）航空燃料。航空煤油和航空汽油均为碳氢燃料，其蒸气浓度高时有中毒和爆炸双重危险。急性中毒时会出现头痛、眩晕、恶心、兴奋、口干等症状，严重时可发生意识丧失。

3. 航空毒物中毒的处理

（1）加强对前述易产生有害气体的设备和系统的检修，控制有害气体的来源。

（2）当飞行中如机组成员和乘客突然出现头痛、头晕、刺眼、刺鼻、恶心等症状，又无其他原因解释时，应考虑到航空毒物中毒的可能，快速戴好氧气面罩吸纯氧。

五、不适合乘机的伤病类型

航空飞行作为一种快速而简便的运输方式，能为人们出行提供很大便利，目前长达 10 小时以上的洲际长途飞行越来越司空见惯。航空飞行的种种优点，使体弱者、身体有缺陷者和病人等为了公务、度假、康复或寻求特殊治疗而乘坐飞机的机会大大增加，从而使飞行中出现医学问题的概率增高。

目前，民航有关当局并没有明确规定哪些旅客不能乘坐飞机，各个航空公司也基本上是很笼统地做了类似于"患重病的旅客购买机票时要出具有关医疗机构适合空中旅行的证明"的规定。因此，在实际工作中，如果某位旅客存在某种病症问题，在他（她）征求航空公司或是空中乘务员，甚至是地方医院的医生的意见时，往往都难以得到一个满意的答复。

一般来讲，在判断旅客是否适合空中旅行时，主要需要考虑的是飞机座舱内大气压力的降低和随之出现的氧气张力变化带来的影响。即使现代客机都有增压座舱，其压力也不能经常保持在海平面的水平，大致相当于 1.5 ~ 2km 高度的压力；另外，客舱内靠近发动机的噪声常常超过 85dB，飞机遇气流时的颠簸和震动等也会对存在某些病症、传染性疾病的乘客产生不良影响。综合以上因素，有下列伤病情况的旅客不适合航空飞行。

（一）传染性疾病患者

如传染性肝炎、活动期肺结核、伤寒等传染病患者；其中，水痘病人在损害部位未痊愈时不能乘飞机。在国家规定的隔离期内，不能乘坐飞机（如确诊感染麻疹、开放性结核、传染性肺炎等高度传染性疾病者，应积极配合治疗或暂时居家隔离，避免出入公共场所或搭机旅行，以免疫情扩大）。

（二）精神病患者

如癫痫及各种精神病人（尤其是有明显的攻击行为者）。这类病人容易因航空气氛而诱发疾病急性发作，造成危害的后果，患者也很容易有抽筋的症状，这也是不宜乘飞机的原因之一。如需要乘机，必须按照航空公司的规定和遵医嘱，并必须有医护人员陪伴。

（三）心血管疾病患者

因空中轻度缺氧，可能使心血管病人旧病复发或加重病情，特别是心功能不全、心肌缺氧、心肌梗死及严重高血压病人，通常认为不宜乘飞机。如：心肌炎、心肌梗死患者至少在病后一个月内不能乘坐飞机；恶性高血压病患者则应控制好血压才可以登机。另外，30 天内心绞痛频繁发作、严重心律失常，发生脑血管意外 2 周内，6 周内发生过心肌梗死，不论有无合并症，都不适宜乘飞机。

（四）脑血管病患者

颅脑损伤、颅骨骨折伴有昏迷或呼吸节律不齐，脑部有炎症、肿瘤或 30 天内做过脑疝手术，脑栓塞、脑出血、脑肿瘤、颅内动脉瘤，上述患者理论上都不太适宜乘飞机。脑栓塞后的病人，最少要等 3 周后才能飞。

（五）呼吸系统疾病患者

如严重肺结核空洞、严重哮喘、肺炎、支气管扩张、肺气肿、肺心病、气胸、先天性肺囊肿等患者乘机，因高空环境的改变可能会引起呼吸困难。不适应环境，如果有气胸、肺大泡等，飞行途中可能因气体膨胀而加重病情。

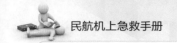
（六）刚动过手术的患者

刚动过手术的患者最好在一定时间内不要乘坐飞机，以免飞行途中压力变化，使得闭合的伤口再次撕裂以及术区血管出血。上消化道出血、急性阑尾炎、溃疡面很深的消化性溃疡患者，以及消化道出血病人出血停止不足 3 周，最好不要飞行。做过胃肠手术的病人，一般手术后 10 天以上才可以乘坐飞机，以免因高空中气体膨胀，胃肠道内的气体膨胀引起胃肠破裂。

（七）重症贫血患者

血红蛋白量水平在 60g/L 以下者，不宜乘飞机。这些患者中，有的是由于营养方面的原因，有的是由于患有慢性失血症，还有些是白血病患者。他们本身身体非常虚弱，在地面上行走就非常不便了，何况在高空中飞行。由于高空的特殊环境对于人体各项性能要求很高，重症贫血者由于缺血，其身体的一些功能明显低于常人，是非常不适宜坐飞机的。如确实需要乘机必须遵医嘱，并采取必要的准备措施。

（八）耳鼻疾病患者

耳鼻有急性渗出性炎症，及近期做过中耳手术的病人，不宜空中旅行。飞机在高空上飞行，大气压很大，因此对耳鼻道疾病患者也会产生很大影响。例如，急性鼻窦炎和急性中耳炎患者，鼻道和耳道都比较敏感，气压较大的情况下容易加重鼻窦炎的炎症，容易造成中耳道鼓膜穿孔；中耳炎患者也容易晕机，所以也不适宜乘飞机。

（九）七天内的新生婴儿及临近产期的孕妇

飞机在高空中不仅大气压较高，氧气也相对缺少，而且飞行过程中可能发生的震动对孕妇及胎儿都有影响，而空中气压的变化，也可能导致胎儿的提早分娩，尤其是妊娠 35 周后的孕妇。因而，孕妇应在产后一个半月左右，即产育期的影响过后才可以乘坐飞机。而新生婴儿则可能受到高气压与缺氧环境的影响，出现呼吸系统无法适应的情况，因此也不适宜乘坐飞机。

（十）其他

其他不适合乘机的伤病群体还包括病危患者、未受控制的重症糖尿病患者以及患有某些需要进行紧急医疗疾病的人，这些旅客在乘机前无医师许可证明和医护人员护理不可乘机。

了解航空环境及其对人体的影响。

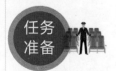

1. 全班同学分成若干个小组（5～6人一组），各小组选拔组长一名，并选取团队名称（表1-2）。

表1-2 学生任务分配表

班级			组号		指导老师	
组长			学号			
组员	姓名	学号	姓名	学号		

2. 复习航空飞行环境及其对人体的影响的相关素材、资源。

3. 各组成员分工,收集因高空急剧缺氧造成的空难事故资料或机上急救的相关新闻案例。分组准备案例分析、PPT、图片。

1. 分享交流

各小组轮流展示本组所选因航空环境引发的突发疾病或因高空急剧缺氧造成的空难事故等案例,可采用演说、图片展示、PPT、视频、情景表演等多种形式。

每小组选1～2名同学代表发言,总结航空环境及其对人体有哪些影响。

2. 问题讨论

(1)机上环境与地面环境存在哪些差别?

_____

_____

_____

_____

(2)机上突发的医学事件可能给航空公司造成哪些损失?

_____

_____

_____

_____

(3)哪些伤病类型不适合乘机?

任务评价主要从同学们的学习态度、各组代表展示作品、各小组成员沟通协作、参与讨论主动性这几个方面进行评价，详细内容见表 1-3。

表 1-3 《航空环境及其对人体的影响》工作任务评价表

班级		姓名		分值/分	得分
评价项目	评定标准				
学习态度	学习态度认真，积极主动，方法多样			10	
职业素养	热爱空中乘务工作，体现较强的敬业精神，有较强的服务理念和服务意识，有良好的职业习惯			10	
协调能力	与小组成员、同学之间能合作交流，协调工作			10	
航空环境	能准确理解航空环境及其对人体的影响			15	
不适合乘机的伤病类型	能准确理解并简述不适合乘机的伤病类型			15	
工作完整	能按时完成任务			10	
要领掌握	项目知识点理解准确			15	
展示汇报	思路清晰，能准确表达，汇报工作成果			15	
合计				100	
综合评价	自评（20%）	小组互评（30%）	教师评价（50%）	综合得分	

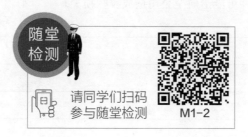

请同学们扫码参与随堂检测　M1-2

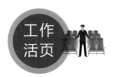

工作
活页

班级：　　　　姓名：　　　　学号：　　　　成绩：

任务名称		
课前准备	资源准备	
	器材准备	
	小组准备	
实施过程	工作要点	
注意事项		
总结反思		

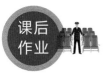

课后
作业

班级：　　　　　　姓名：　　　　　　学号：　　　　　　成绩：

任务 2
熟悉机上急救基本原则

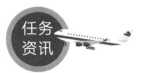

M1-3
机上急救原则

M1-4

案例分享

一、机上急救原则与措施

（一）机上急救的重要意义

机上急救是指针对在飞机上遭到意外损伤或突然发病的伤病员，给予第一时间和暂时的处理，以等待医生到来或送往医疗单位进行专业诊治。

乘务员在机上处理急救情况时，不是诊断某人的病情或进行预先治疗，而是提供必要的但又是基本的急救，急救不只是提供身体受伤或不适的初步救护，亦包括为因经历或目睹灾难而情绪困扰的人提供心理支持，在专业医护人员抵达现场之前，为伤病员提供实时的急救。其主要目的是"保存生命，减轻痛苦，防止病情或伤势恶化，促进复原"。

（二）一般原则与措施

在机上遇有严重伤病时乘务员应保持镇静，在采取直接措施之前要询问患者情况并进行分析、判断，要观察损伤情况。急救时，应选用恰当的言辞来表达出客舱乘务员愿意并有能力帮助处理患者的伤病。同时还应避免出于好意而采取不当的方法所带来的错误，要避免使用诊断性和预后性质的词句。

每位客舱乘务员都应能识别紧急情况是否危及旅客生命，并能提供急救帮助，迅速而有效地处理紧急情况。

1. 急救的一般原则

（1）识别伤病情况并提供急救帮助。维持舱内秩序，保持镇定，不要让其他旅客围观。

（2）除非绝对必要，否则不要移动旅客，保持最适合旅客病情或伤情的位置进行伤势评估和救治。

（3）不要忽视旅客对有关疾病或伤痛的抱怨。

（4）提供急救时，考虑到机舱是特定的空间，应提供最舒适的环境。

（5）只有在告诉旅客并得到对方同意或默认后，才能给其服用口服药。

（6）不得进行皮下注射。

（7）提供急救时，观察旅客的生命体征。

（8）注意避讳，讨论旅客的病情时避开病人及周围旅客，谢绝旅客中的媒体人的采访。

（9）如有旅客表明医生身份并主动提供帮助，需要查看相关证件确认身份并仔细查看其所属科室。

（10）乘务员不得让病人单独与其他人员待在一起，直到医生或合格的专业代表来到后，才可离开。

（11）将情况及时报告机长。

2. 急救措施的要点

（1）确保呼吸和呼吸道通畅。

（2）检查及立即止住出血。

（3）预防休克和暴露伤部。

（4）确保正确处置昏迷者并保证有人照看。

二、急救中自我保护注意事项

机上急救有可能面对气流颠簸、火灾、暴力伤害、劫炸机、传染病等各种突发事件。实施急救时应先评估现场环境，排除危险因素，保障自身安全，防止交叉感染，防止二次意外伤害的发生，才能更好地开展救治工作。

（一）乘务员在提供急救时，注意保护自己和旅客

（1）避免皮肤或嘴巴直接接触血液和伤口等。

（2）采用某种类型的保护措施，以防皮肤直接接触任何体液。建议使用手套、塑料袋、清洁纱布或餐巾等。

（3）戴好口罩，以便能有更卫生的清洁隔离。

（4）急救时如怀疑患者有传染性疾病，应使用机上"卫生防疫包"用来收集、隔离、清洁被体液污染的物品。

（5）提供急救后应尽快洗手。

（6）在急救过程中，要遵循"急救人员绝对不应使自己处于不利地位"的原则。

（二）体液接触

（1）如果机组人员在提供急救时接触了任何体液，被接触的机组人员和乘务长应报告该事故。

（2）擦拭过患者体液（血液、呕吐物、尿液等）的敷料和毛巾等应统一收集在专用垃圾袋内，交至地面检疫部门处理。

三、乘务员遇伤病或死亡时的处置程序

（一）严重事故和疾病的处置程序

1. 飞机在地面时的处置程序

（1）及时报告责任机长，通知地面医疗部门。严重伤害的应在征得乘客同意的情况下，要求救护车送医院治疗。

（2）记录旅客的详细资料，如姓名、国籍、年龄、性别、职业、身份证号码、家庭住址、联系电话等。

（3）寻找现场值班见证人员，写出见证材料。在见证材料中应提及乘务员职责。

（4）寻找乘客中的现场见证人，一般为靠近伤病乘客的 2～3 名乘客，写出见证材料。乘客有责任或有部分责任的在材料中提及乘客责任。

（5）如按医生意见旅客不能乘机或旅客要求取消旅行，按航班少乘客处理。乘客（包括取消旅行的旅客陪伴人）客票经签注后按非自愿变更或非自愿退票办理。如乘客取消旅行，伤害较严

重的，应征得乘客同意，留下同行人员照料。如医生建议其不能乘机而乘客坚持继续旅行或坚持不要航空公司安排治疗，应要求乘客留下书面意见，说明乘客自己要求继续旅行，放弃对航空公司可能发生的索赔要求。

2. 飞机在空中时的处置程序

（1）在机上广播寻求医务人员的帮助。

（2）立即进行急救，在医务人员未到之前或机上无医务人员时，应按急救箱内所附的"急救指导"或相应指导手册进行急救。

（3）使患者尽量舒适。

（4）根据情况决定是否给病人吸氧。

（5）记录旅客详细资料，如乘客身份、发病情况或主要症状（包括处理及效果），落地后是否需要担架或轮椅等搬运工具，是否要救护车或医务人员到场。

（6）及时报告机长并给出下列信息：医生的姓名和证件，旅客的姓名、性别、年龄和地址，旅客的目的地，着陆后需要的医务帮助种类，旅客的症状，包括有无知觉。

（7）经机长同意，可采取记录和旅客签名的方法，了解事件经过或病人附近的两至三位旅客的姓名和家庭地址，该旅客应提供身份证或其他有效证件。

（二）轻微事故和疾病的处置程序

（1）在飞机抵达前通知机场方面旅客的目的地及身体状况。

（2）经机长同意，可采用记录和旅客签名的方法，了解事件经过或病人附近的 2～3 位旅客的姓名和家庭地址，该病患应提供身份证或其他有效证件。

（3）帮助病人采取舒适的体位，并为其提供一些相应的医疗护理。

（4）根据乘客的意见决定着陆后是否需要医务方面的处理。

（三）飞行中遇死亡病例的处置程序

（1）空乘人员没有资格正式宣布旅客的健康状况。处理这种情况时，应同处理旅客正处于严重情况一样，要求救护车接飞机。

（2）不要张扬，以免惊吓其他旅客。

（3）参照并按严重事故或疾病的情形完成处置程序。

（4）必须在航班结束后 24 小时内，由乘务长交出书面说明报告并递交给客舱服务部业务主管部门，上报公司有关部门，再由公司有关部门及时报告局方。

（5）该报告至少应包括以下信息，如机组人员姓名，航班号和机号，旅客的姓名、国籍、性别、大致年龄和地址，旅客的座位号，明显死亡的大致时间，至少 3 位目击者的姓名、地址、电话号码和陈述，处置此事件的医生的姓名和地址。

（6）抵达后，未得到当地有关部门的许可前，不要搬动该旅客。

四、发现患病旅客各级客舱乘务员的处置程序

机上成功的急救需要客舱机组成员和旅客相互协助配合，团队努力是最有效的方法。

（一）发现患病旅客乘务员的处置程序

发现患病旅客的乘务员负责主要抢救工作。在评估病情的过程中，如判断病人病情危急，应在第一时间呼叫通知其他乘务员前来辅助参与急救。评估病情时让旅客保持舒适安静，确保评估

准确、迅速。

1. 病情评估内容

（1）向患病旅客明确自己的身份。告知生病或受伤的旅客：你是机组客舱乘务员，愿提供帮助。如果旅客尚有意识，询问他／她是否需要帮助，取得同意后提供帮助；如果旅客的脑力、感情受到干扰或是婴幼儿，应得到其父母或监护人的同意后提供帮助；如果旅客已失去知觉，即暗示已经同意乘务员提供帮助。

（2）寻求医务信息。简单询问病情，目前症状及既往病史，服用药物情况，有无自带药物以及过敏史。如旅客失去知觉，应检查个人物品中有无药品和个人诊断。

（3）检查医疗警戒标示。快速检查旅客脖子或腕上的医疗警戒标示（MEDICALERT），该标示将提供有关此人的已知医疗问题、医疗警戒系列编号和 24 小时医疗报警电话号码方面的信息。

（4）识别事故疾病类型。分为严重事故／疾病（威胁生命的）和轻微事故／疾病（不会威胁生命的）两种：

① 威胁生命的，如大出血、食物阻塞、呼吸困难、严重急腹症、心脏病等；

② 不会威胁生命的，如中耳炎、晕机、一度烧烫伤等。

2. 初步体格检查

（1）检查反应（response）。如怀疑伤病员意识不清，成人和儿童可轻拍双肩（图 1-2），高声呼唤双耳，如是婴儿可用手指轻弹或拍击其足底（图 1-3）。病人睁眼或有肢体活动表示有意识，如病人对呼喊等刺激无反应，则表明意识丧失，已陷入危重状态；应立即呼救采取相应的救护措施。

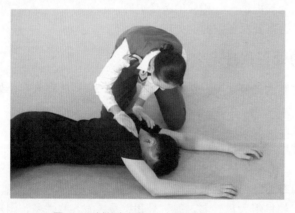

图 1-2　判断成人意识、检查反应

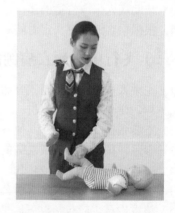

图 1-3　判断婴儿意识

（2）检查气道（airway）。对没有反应（意识丧失）的伤病员，要保持其气道通畅；伤病员可能因舌后坠而阻塞气道，开放气道示意图如图 1-4 所示，可以采用仰头举颏法打开气道。

（3）检查呼吸（breathing）。在判断伤病员无意识的情况下，保持伤病员呼吸道通畅，采用"听、看、感觉"的方法，判断伤病员有无呼吸或异常呼吸。检查时间约 10s。

听：倾听伤病员有无呼吸声。危重病人的呼吸变快、变浅乃至不规则，呈叹息样呼吸。

看：观察伤病员的胸腹部有无起伏。

感觉：用面颊感受气流。

（4）检查循环（circulation）。如发现伤病员无呼吸（或叹息样呼吸），即可以假定伤病员已出现心搏骤停，应立即实行心肺复苏抢救。

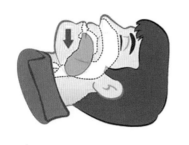
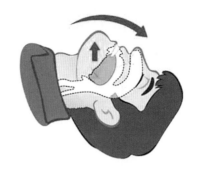

(a) 舌后坠阻塞气道　　　　　　　　　　　　　(b) 开放气道

图 1-4　开放气道示意图

要谨记的是呼吸停止心跳随之停止，心跳停止呼吸也随之停止。检查脉搏一般选取桡动脉和颈动脉，过快或过慢、忽强忽弱或不规则，均为心脏呼救信号，乘务员都要引起重视（图 1-5）。同时，皮肤温度及颜色也可以反映病人的循环和氧代谢情况，例如，病人脸色苍白或发紫，口唇甲床发绀，皮肤湿冷等。

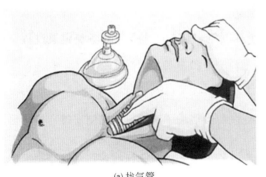
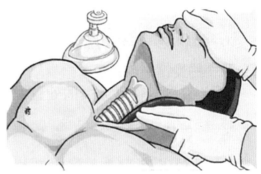

(a) 找气管　　　　　　　　　　　　　　　(b) 触摸气管两侧的颈动脉

图 1-5　检查伤病员脉搏

（5）检查清醒程度（disability）。在抢救过程中，要随时检查伤病员的清醒程度（神经系统有无功能障碍），判断伤病情是否发生变化。

① 完全清醒，即伤病员眼睛能睁开，能回答救护员的问题。

② 对声音有反应，即伤病员不能回答救护员的问题，但对大声问话有反应，能按指令动作。

③ 对疼痛有反应，即伤病员对救护员的问话没有反应，但对疼痛刺激（如捏、掐皮肤）有反应，如睁眼或有动作。

④ 完全无反应，即伤病员对任何刺激都没有反应。

（6）详细检查伤情（exposure）。在伤病员情况较平稳，现场环境许可的情况下，应充分暴露伤病员受伤部位，以便进一步检查和处理。检查包括头部（眼、耳、鼻、口腔）、颈部、胸部、腹部、上肢、下肢、骨盆、脊柱等，同时询问伤病员发生伤病的经历和病史。检查时，应注意伤病员是否随身带有药物或医疗卡。在检查完成后，要整理伤病员衣裤，避免暴露伤病员隐私。

注意事项：

① 在任何情况下，都应首先处理在检查中发现的严重伤病，采取呼救、心肺复苏、止血、保持气道通畅等措施；

② 在专业医护人员到达前，要在不同时段对伤病员反复检查和记录，并比较前后检查的结果，判断伤、病情是否发生变化。

（二）辅助急救乘务员的处置程序

第一时间被通知到的乘务员担任辅助急救工作，积极配合发现患病旅客的乘务员开展抢救工作。

（1）紧急呼叫通知客舱经理 / 乘务长，同时拿取急救设备。急救设备应包括：

① 应急医疗箱、急救箱或乘务长药箱；

② 便携式氧气瓶；

③ 卫生防疫包；

④ 体外除颤仪（AED）（如有）。

（2）协助急救，做好全程记录。

① 从旅客发病时即开始做记录，以时间节点为序号，在旅客发病期间，要求至少 10min 记录一次；

② 除非绝对必要，否则不要移动乘客，保持最适合他 / 她病情的位置；

③ 只有在告诉乘客并得到示意或默认后，才能给予口服药，不建议注射；

④ 不要忽视乘客对疾病的抱怨。不要当着乘客的面，讨论其病情，通常有些看似失去意识的人是能够听见的；

⑤ 记录病人附近的 2 ～ 3 位旅客的姓名、地址和联络电话。通常采用乘务员记录过程，旅客签名确认的方法。

（三）急救时带班人员的处置程序

（1）接到辅助急救乘务员报告后，应第一时间赶往急救现场了解情况，以便安排、参与后续抢救工作。

（2）报告机长。如果出现威胁生命的紧急情况，机长可能会提出非计划着陆，以使旅客能尽快接受医疗救治。

带班人员在急救的整个过程中要保持与驾驶舱的联络，包括发现病情的简单情况，急救处置后病情是否可控，以及最后在飞机落地之后的必需的地面保障。其余时间应在现场进行指挥抢救，控制好正常服务程序的进行。

（3）填写相关单据。具体单据应包括应急医疗箱内配备药品器材配备清单、医疗设备和药品使用知情同意书、紧急医学事件报告单和药箱使用反馈信息卡。带班人员应正确规范填写单据，并在航班结束后及时向值班领导汇报，并将事件在任务书中反馈。

（四）急救时其他乘务员的处置程序

（1）广播寻找医疗援助。

① 广播寻找医生。

② 其他乘务员听到广播后应在客舱内主动巡视，对自称是医务人员的旅客，可通过查看其医疗证件或口头询问具体医院、科室、工种等了解医务人员信息，并带领至急救现场提供帮助。需要使用应急医疗箱中的处方药时，必须要求医务人员出示医疗执照，红十字急救证书应查看其有效性。

③ 不管有无证书，抢救完毕后都要记录医务人员的身份证明、联系方式（固定电话、移动

电话、证件号及有效地址）。

④ 直到地面医生或合格的公司代表到来后，乘务员才能离开，病人不得单独与机上援助者待在一起。

（2）控制客舱，提供正常服务。

① 维持客舱秩序，不要让其他旅客围观；

② 不要把患者的病情透露给机上的其他旅客，保护好病人隐私；

③ 进行正常的客舱服务程序。

工作任务

熟悉机上急救基本原则。

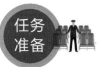

任务准备

1. 全班同学分成若干个小组（5～6人一组），各小组选拔组长一名，并选取团队名称（表1-4）。

表1-4　学生任务分配表

班级		组号		指导老师	
组长		学号			
组员	姓名	学号	姓名	学号	

2. 复习机上急救原则等相关素材、资源。

3. 小组成员分工，收集各航空公司的基本资料，机上急救的相关新闻或案例。

4. 分组准备机上旅客突发伤病情景模拟剧本；准备《医疗设备和药品使用知情同意书》《紧急医学事件报告单》《药箱使用反馈信息卡》《客舱记录本》《机上事件报告单》等单据。

1. 情景模拟

（1）一组同学扮演乘客，演绎机上突发伤病员的情况，另一组同学扮演乘务员，模拟机上遇突发疾病时乘务员处置措施。

（2）分组讨论，每小组选 1 ～ 2 名同学代表发言，分析发现伤病员时乘务员所采取的急救措施是否正确，总结该小组机上急救处置的优点和不足之处。

2. 问题讨论

（1）乘务员遇严重事故或疾病有哪些处置程序？

_____

_____

_____

（2）飞行中遇旅客死亡，乘务员是否有可以直接宣布死亡结果？

_____

_____

_____

（3）急救时客舱乘务员和旅客怎样相互协助配合？

_____

_____

_____

任务评价

任务评价主要从同学们的学习态度、资料准备情况、各小组成员沟通协作、情境模拟表演等几个方面进行评价，详细内容见表1-5。

表1-5 《熟悉机上急救基本原则》工作任务评价表

班级		姓名		分值／分	得分
评价项目	评定标准				
学习态度	学习态度认真，积极主动，方法多样			10	
职业素养	热爱空中乘务工作，体现较强的敬业精神，有较强的服务理念和服务意识，有良好的职业习惯			10	
协调能力	与小组成员、同学之间能合作交流，协调工作			20	
基本急救处置措施	遵循客舱急救原则，遇有伤病情况时能保持镇静，选用的言词表达恰当；能维持舱内秩序，稳定旅客情绪			30	
自我保护能力	能做好保护措施，以防皮肤直接接触任何体液或嘴巴直接接触血液和伤口等			20	
工作完整	情境表演完整，能按时完成任务			10	
合计				100	
综合评价	自评（20%）	小组互评（30%）	教师评价（50%）	综合得分	

随堂检测
请同学们扫码
参与随堂检测
M1-5

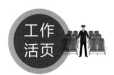

班级：		姓名：	学号：	成绩：
任务名称				
课前准备	资源准备			
	器材准备			
	小组准备			
实施过程	工作要点			
注意事项				
总结反思				

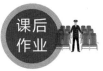

课后
作业

班级： 姓名： 学号： 成绩：

任务 3
生命体征的监测

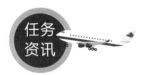

　　要正确、有效地对伤病员施行现场急救，首先应简要了解人体的基本结构与功能、生命体征监测等基础医学知识。只有掌握了人体主要器官的位置、结构以及它们之间的相互关系和作用，才能理解伤病员发生的原因、伤病对健康和生命的危害，改进救护措施和救护效果，有利于乘务员在遇到情况不同的伤病员时，能够更好地识别、判断伤情，选择正确的救护方法。乘务员在实施客舱急救时，必须对乘客的生命体征进行测量。

一、人体基本结构及功能

（一）人体的结构和组织

　　人体从整体上可以分为头、颈、躯体、四肢 4 个部分。从人体的结构层次上可以把人体分成细胞、组织、器官、系统和人体 5 个层次。

1. 细胞

　　人体基本的结构和功能单位是细胞。细胞由细胞膜、细胞质和细胞核构成。细胞之间的物质为细胞间质。

2. 组织

　　一些形态相似、结构和功能相同的细胞以及细胞间质结合在一起构成了组织，每种组织都具有一定的功能。人体的基本组织有 4 种，即上皮组织、结缔组织、肌肉组织和神经组织。

3. 器官

　　几种不同的组织结合在一起，构成具有一定形态和功能的器官，以完成一些复杂的生理功能。例如，胃的生理功能为分泌胃液、容纳及消化食物；肠的生理功能为吸收营养；肝脏的生理功能为分泌胆汁、消化食物；肺的生理功能为呼吸；心的生理功能为促使血液循环；肾的生理功能为生成尿液。

4. 系统

　　由共同完成一种或几种生理功能的多个器官组成系统，如运动系统、呼吸系统、循环系统、消化系统、生殖系统、泌尿系统、神经系统、内分泌系统以及感觉器官等，在神经系统的调节下，进行正常的生命活动。

5. 人体

　　九大系统共同构成了人体，互相联系、互相制约，维持人体内环境的相对稳定，使生命活动能够协调、有序地进行。

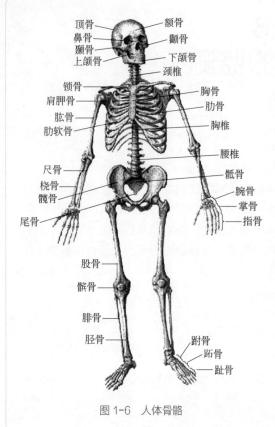

顶骨　额骨
鼻骨　颧骨
颞骨
上颌骨　下颌骨
　　　　颈椎
锁骨
肩胛骨　胸骨
肱骨　肋骨
肋软骨　胸椎
　　　　腰椎
尺骨
桡骨　骶骨
髋骨
　　　　腕骨
尾骨　掌骨
　　　　指骨

股骨
髌骨
腓骨
胫骨　跗骨
　　　距骨
　　　趾骨

图 1-6　人体骨骼

（二）运动系统结构与功能

1. 基本构成与功能

（1）基本构成。运动系统由骨、骨连接、骨骼肌这 3 个部分组成。

（2）基本功能。在神经系统的支配下，运动系统对身体起运动、支持和保护等作用。运动中，骨起杠杆作用，关节是运动的枢纽，骨骼肌则是运动的动力。骨骼肌收缩时，以关节为支点牵引骨移动位置而产生运动。

2. 骨与骨连接

成人共有 206 块骨，分为颅骨、躯干骨和四肢骨 3 个部分（图 1-6，表 1-6）。骨与骨之间借纤维结缔组织、软骨或骨组织相连，形成骨连接。人体骨骼按形态划分，有长骨、短骨、扁骨和不规则骨。骨由骨膜、骨质、骨髓构成，含有丰富的血管、淋巴管和神经，能不断进行新陈代谢和生长发育，具有造血、储备钙和磷的功能。

（1）颅骨。颅骨由 23 块扁骨和不规则骨组成，相互连接围成颅（颅腔），容纳、保护脑和感觉器官

（图 1-7）。翼点（太阳穴处）位于额骨、顶骨、颞骨和蝶骨相交处所形成的 H 形骨缝处。此处骨板薄弱，深方有硬脑膜中动脉通过，受暴力打击易骨折，损伤血管形成硬膜外血肿。

表 1-6　人体 206 块骨骼分类表

颅骨（29）	躯干骨（51）	四肢骨（126）	
颅脑骨（8） 成对：颞骨、顶骨 单个：额骨、筛骨、蝶骨、枕骨	椎骨（26） 颈椎、胸椎、腰椎、骶椎、尾椎	上肢带骨： 锁骨、肩胛骨	下肢带骨： 髂骨、坐骨、耻骨
面颅骨（15）： 成对：上颌骨、腭骨、鼻骨、泪骨、下鼻骨、颧骨； 单个：下颌骨、舌骨、犁骨	胸骨（1）： 柄、体、剑突 肋骨（24） 真肋（第 1 至 7 对） 假肋（第 8 至 10 对） 浮肋（第 11 至 12 对）	自由上肢骨： 肱骨 桡骨 尺骨 手骨：腕骨（8） 掌骨（5） 指骨（14）	自由下肢骨： 股骨 髌骨 胫骨 腓骨 足骨：跗骨（7） 距骨（5） 趾骨（14）
听小骨（3 对）：锤骨、砧骨、镫骨			

（2）躯干骨

① 脊柱。脊柱由 33 块椎骨依次连接构成，包括颈椎 7 块、胸椎 12 块，腰椎 5 块，骶骨 1 块（由 5 块骶椎融合而成）、尾骨 1 块（由 4 块尾椎融合而成）。

脊柱上接枕骨，下连左右髋骨，支撑身体。椎骨由前方椎体和后方椎弓组成，椎体和椎弓结合共同围成椎孔，全部椎孔连接成椎管，椎管内容纳脊髓。若脊柱骨折伤及脊髓，可致瘫痪甚至死亡。从侧面看脊柱有颈、胸、腰、骶 4 个生理弯曲。其中，颈曲和腰曲凸向前，胸曲和骶曲凸向后。这增加了脊柱的弹性，对维持身体重心和减轻震荡有重要意义，损伤也多见。如外伤导致

生理弯曲消失，则提示脊柱骨折的可能。

　　② 胸廓。胸骨在胸前的正中，从上至下分为胸骨柄、胸骨体和剑突3部分。胸骨两侧与肋骨相连，肋骨呈弓形，向后与胸椎相连。

　　胸廓由1块胸骨、12对肋骨和12块胸椎连构成（图1-8）。胸廓呈圆锥体，除了有保护心肺、支持躯体的作用外，还参与呼吸运动，当肋骨骨折时，会影响呼吸功能。若胸廓的完整性遭到破坏，将严重影响呼吸，还可造成胸膜、肝、脾、肾等器官损伤，引起气胸、血胸及严重的内出血，威胁生命。

　　③ 骨盆。由骶骨、尾骨和左、右髋骨连接而成的漏斗状结构。骨盆保护盆腔内的脏器，并作为躯干与下肢的桥梁，躯干重力经骨盆向下肢传导。如果骨盆骨折，肠管、膀胱、输尿管、子宫等都有可能受伤，甚至威胁生命。

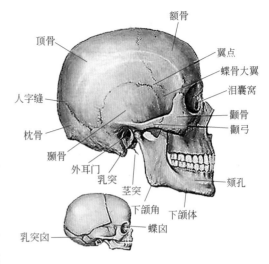

图1-7　颅骨侧面观

　　（3）四肢骨

　　① 上肢骨。由锁骨、肩胛骨、肱骨、尺骨、桡骨、手骨构成，左右各32块，共64块。共同完成上肢的运动功能。肱骨上端较狭细的部分即外科颈，易骨折。桡神经在肱骨中、下 1/3 交界处紧贴肱骨，若该处骨折常导致桡神经损伤，而出现腕下垂。为避免损伤桡神经，该处不可结扎止血带。

　　② 下肢骨。下肢骨由髋骨、股骨、髌骨、胫骨、腓骨和足骨组成，左右各31块，共62块。起到支撑体重、保护内脏和运动的功能。股骨上端的股骨颈是股骨中最细的部分，易骨折。

　　（4）关节

　　① 关节的构成。骨与骨之间的间接连接装置即关节，由关节面、关节囊和关节腔这3个部分组成。

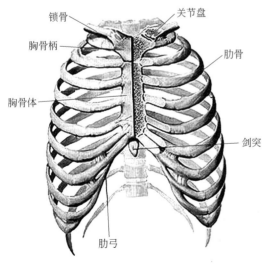

图1-8　胸廓骨前面观

　　② 关节的功能。关节是运动的枢纽，骨骼肌以关节为支点牵拉骨完成运动功能。如以肘关节为支点，前臂可做接近或远离上臂的屈、伸运动；如以肩关节为支点，下垂的上肢可做远离躯干的外展运动，或靠近躯干的内收运动，以及以肩关节为中心，上臂做环绕一周的环转运动等。肩关节运动灵活，但易发生脱位。

3. 骨骼肌

　　运动系统的肌肉为骨骼肌，即随意肌，是运动系统的动力。骨骼肌受到刺激，能够收缩、舒张。在人体内，骨骼肌所受的刺激来自神经传导的兴奋。人体的所有动作，如举手、抬脚、转头、弯腰等，都是由骨骼肌收缩牵动骨围绕关节产生的。

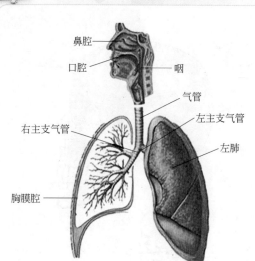

图 1-9　呼吸系统的构成

（三）呼吸系统构成与功能

1. 基本构成与功能

（1）基本构成。呼吸系统由呼吸道和肺组成（图1-9）。呼吸道由鼻、咽、喉、气管、主支气管及各级分支组成。肺位于胸腔内，分左肺和右肺。

（2）基本功能。呼吸系统的功能主要为呼吸功能，即吸入氧气，呼出二氧化碳。

2. 气体交换

（1）呼吸运动。肺的扩张和回缩是靠肋间肌、膈等呼吸肌群的收缩和舒张，使胸廓扩大和缩小而产生的。中枢神经系统调节呼吸运动的节律，维持正常的呼吸运动。呼吸的频率和深度随机体代谢水平而改变，可以维持血液中酸碱浓度的相对稳定。

（2）肺通气。肺通气是肺与外界环境进行气体交换的过程。气体出入肺靠肺内外气体的压差。当肺扩张时，肺内压力低于大气压，空气被吸入肺内；当肺回缩时，肺内压力高于大气压，气体从肺内呼出体外。

（3）肺的气体交换。肺是气体交换的器官，其表面覆盖光滑、湿润的胸膜，内外两层胸膜形成完全封闭的胸膜腔，胸膜腔内为负压，随呼吸运动使肺扩张和回缩。肺内有无数个肺泡，是支气管反复分支的最末端，肺泡与肺泡周围毛细血管是氧气和二氧化碳交换的场所。空气中的氧气由肺泡进入血液，二氧化碳从静脉血中进入肺泡，使乏氧静脉血转变成富含氧气的动脉血，经肺静脉回流心脏。

（四）循环系统构成与功能

1. 基本构成与功能

（1）基本构成。循环系统由心血管系统和淋巴系统两部分构成。心血管系统是由心、动脉、静脉和毛细血管组成的封闭运输系统，血液在血管内流动；淋巴系统由淋巴管道、淋巴结和淋巴组织组成，淋巴液在淋巴管内流动，最后进入静脉。

（2）基本功能。形成血液循环和淋巴循环，实现物质运输和物质交换。

2. 心血管系统的组成

（1）心。心位于中纵隔内，约2/3在正中线的左侧，1/3在正中线右侧，两侧为肺；心是中空的肌性器官；心分左、右心房和左、右心室；心肌组织具有兴奋性、自律性、传导性和收缩性（图1-10）。心是血液循环的动力器官，通过规律性的收缩和舒张，推动血液不间断地流动。心的搏动是依靠窦房结发出的规律的电冲动信号维持的，正常成年人心率每分钟60～100次。

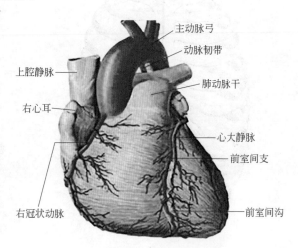

图 1-10　心脏前面观

（2）血管。血管是血液流动的管道，分为动脉、静脉和毛细血管。动脉血含氧多，呈鲜红色；静脉血含二氧化碳多，呈暗红色。

（3）血液。血液由血浆和红细胞、白细胞、血小板组成。血液为机体组织、器官供应养分和氧，并具有防御等功能。成人血液总量相当于体重的 7% ～ 8%，即相当于每千克体重 70 ～ 80mL，如体重 60kg，则血液总量为 4.2 ～ 4.8L。

3. 体循环和肺循环

（1）体循环。体循环开始于左心室。血液从左心室搏出后，流经主动脉及其各级分支，将血液送入相应的组织和器官，最终到达毛细血管，在此通过细胞间液同组织细胞进行物质交换。血液中的氧和营养物质被组织吸收，而组织中的二氧化碳和其他代谢产物进入血液中，动脉血即变为静脉血。静脉血再沿静脉回流，最后汇集到上腔静脉和下腔静脉回流右心房，从而完成了体循环过程。

（2）肺循环。肺循环自右心室开始。静脉血被右心室搏出，经肺动脉到达肺泡周围的毛细血管网，在此排出二氧化碳，吸收新鲜氧气，变静脉血为动脉血，然后再经肺静脉流回左心房（图1-11）。

（五）消化系统构成与功能

1. 基本构成与功能

（1）基本构成。消化系统由消化道和消化腺组成（图 1-12）。

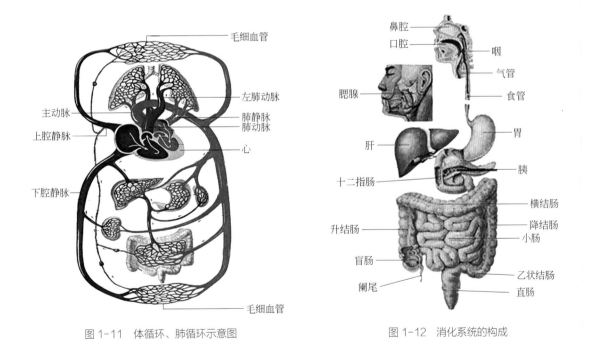

图 1-11　体循环、肺循环示意图　　　　图 1-12　消化系统的构成

（2）基本功能。消化食物、吸收营养和排除未被吸收的食物残渣，维持人体内环境的相对稳定。

2. 消化道的构成和主要功能

消化道包括口腔、咽、食管、胃、小肠和大肠。

（1）口腔。口腔是消化管的起始部位，包括口唇、面颊、腭、牙、舌、口腔腺等。其主要功能是咀嚼、搅拌食物，感受冷热和味道，分泌唾液消化食物，以及将食物推送到咽下部等。

（2）咽。咽介于口腔和食管之间，是消化和呼吸的共同通道，分为鼻咽、口咽和喉咽3部分。其主要功能是吞咽食物，使食物从口腔转入食管。

（3）食管。食管位于咽和胃之间。其主要功能是将食物从咽传递到胃。

（4）胃。胃位于膈下，是消化道最膨大的部分，上接食管，下接十二指肠。胃有暂时储存食物、消化食物、对食物加工的功能。胃的蠕动还推动食物进入十二指肠。

（5）小肠。小肠是消化道最长的一段，上连接胃，下连接大肠，分为十二指肠、空肠和回肠3部分。小肠是消化吸收食物的主要场所，剩下的食物残渣进入大肠。

（6）大肠。大肠是消化道的下段，包括盲肠、阑尾、结肠、直肠和肛门。大肠的主要功能是进一步吸收食物残渣中的水分、电解质等，形成、储存和排泄粪便。

3. 消化腺及主要功能

（1）唾液腺。分泌唾液的腺体主要有3对：腮腺、颌下腺、舌下腺。其中腮腺最大，位于外耳道的前下方，两侧面颊近耳垂处。唾液具有多方面功能，如消化食物、保护口腔黏膜、清洁口腔、抑菌和杀菌等。

（2）肝脏。肝位于腹腔的右上部，膈肌下面，是维持生命活动的重要器官之一。肝脏分泌胆汁除了参与食物的消化外，还在体内糖类、脂类、蛋白质、维生素、激素等物质代谢中起着重要的作用。同时，肝脏还有解毒和防御的作用。

（3）胰腺。胰是一个狭长形的腺体，由外分泌腺和内分泌腺组成，横卧于上腹部腹后壁的前方。胰分泌的胰液经胰管注入十二指肠，有分解消化蛋白质、糖类和脂肪的功能。

（4）胃腺。胃腺处于胃黏膜上皮凹陷处，其分泌的胃液有维持胃内 pH 值稳定的作用，有助于食物在胃内的消化。

（六）神经系统构成与功能

1. 基本构成与功能

（1）基本构成。神经系统由中枢神经系统和周围神经系统构成。

（2）基本功能。神经系统的基本功能是调节和控制其他各系统的共同功能活动，使机体成为一个完整的统一体，并维持机体与外界环境的平衡。

2. 中枢神经系统的构成和主要功能

中枢神经系统包括脑和脊髓。

（1）脑。脑位于颅腔内，分为大脑、间脑、小脑和脑干4部分。脑是感情、思考、维持呼吸和心脏跳动、支配身体活动的中枢（图1-13）。

（2）脊髓。脊髓位于椎管内，是脑与躯干、肢体相互联系的传导通路。

3. 周围神经系统的构成和主要功能

周围神经系统包括脑神经、脊神经和内脏神经。

（1）脑神经。脑神经共有12对，主要支配头面部器官的感觉和运动。人能看到周围事物、听见声音、嗅出气味、尝出味道，以及有喜怒哀乐的表情等，都必须依靠脑神经的相关功能。

（2）脊神经。脊神经共有31对，包括颈神经8对、胸神经12对、腰神经5对、骶神经5对、尾神经1对。脊神经由脊髓发出，主要支配躯干和四肢的感觉、运动和反射。

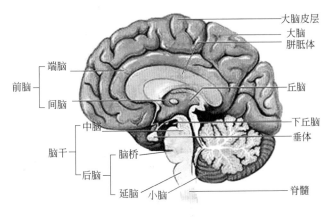

图 1-13 脑结构示意图

（3）内脏神经。内脏神经主要分布于内脏、心血管和腺体。心跳、呼吸和消化活动都受其调节。内脏神经分为交感神经和副交感神经两类，两者之间既相互拮抗又相互协调，组成配合默契的有机整体，使内脏活动能适应内外环境的需要。

4. 脑脊液和脑动脉

（1）脑脊液。脑脊液为无色透明液体，脑脊液循环对中枢神经系统起到缓冲、保护、营养、防御、运输代谢产物以及维持正常颅内压的作用。

（2）脑动脉。脑动脉供应脑的血液，来自左、右颈内动脉和左、右椎动脉。

（七）生殖系统构成与功能

1. 男性生殖系统的构成和主要功能

（1）构成。男性生殖系统由内生殖器和外生殖器两部分组成（图 1-14）。

① 内生殖器由生殖腺（睾丸）、输送管道（包括输精管、射精管和尿道）和附属腺体（包括前列腺、精囊腺及尿道球腺）组成。

② 外生殖器包括阴囊（内含睾丸、附睾及精索下部）和阴茎。

（2）功能。产生精子、分泌男性激素、贮存和运送精子、组成精液、射精和排尿等。

2. 女性生殖系统的构成和主要功能

（1）构成。女性生殖系统由内生殖器和外生殖器两部分组成。

① 内生殖器由生殖腺（卵巢）、输送管道（包括输卵管、子宫和阴道）及附属腺体（前庭大腺）组成。

② 外生殖器包括阴阜，大、小阴唇，阴蒂及阴道前庭等。

（2）功能。产生卵子、输送卵子、排出月经、完成性交、孕育胎儿和分娩胎儿。

（八）泌尿系统构成与功能

1. 泌尿系统的构成

泌尿系统由肾（产生尿液）、输尿管（输送尿液）、膀胱（贮存尿液）和尿道（排出尿液）组成。

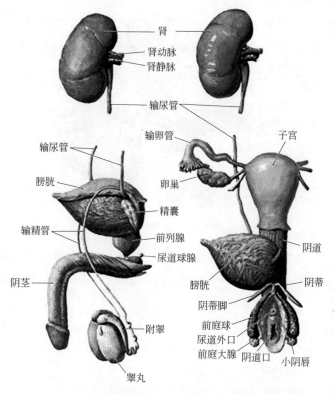

图1-14　男性女性泌尿生殖系统

2.泌尿系统的主要功能

泌尿系统通过形成尿液将人体代谢产物排出体外，维持机体水、电解质和酸碱平衡。

3.尿量与尿液色泽

（1）尿量。正常成年人24小时尿量为1000～2000mL，平均1500mL。

（2）尿液色泽。尿为淡黄色透明液体。

（九）内分泌系统构成与功能

1.内分泌系统的构成

内分泌系统由内分泌腺和内分泌组织构成。内分泌腺有垂体、甲状腺、甲状旁腺、肾上腺、松果体（图1-15）。内分泌组织指分散于其他组织器官中的内分泌细胞团块，如胰腺中的胰岛及消化管壁上的内分泌细胞等。

2.内分泌系统的主要功能

内分泌系统通过分泌各种激素进入血液，调节机体的生长、发育、代谢、生殖等，维持人体的正常生理功能。

（十）感觉器官构成与功能

人类生活的外环境和机体本身的内外环境，随时可能发生变化，这些变化的刺激作用于不同的感觉器官（或感受器），再转化为相应的神经冲动，产生相应的感觉。

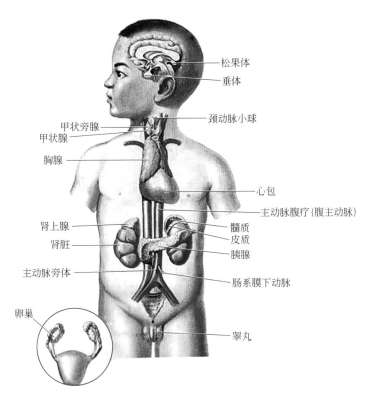

图 1-15　内分泌系统的组成

1. 皮肤

皮肤覆盖于人体表面，与外界环境直接接触，主要由表皮层、真皮层和皮下组织构成，具有感受刺激、保护深部组织、调节体温、排泄和吸收等功能。

2. 眼

眼是视觉器官，由眼球和眼的附属器官组成。较强的光线射入眼球，能引起瞳孔缩小，即瞳孔对光反射（图 1-16）。

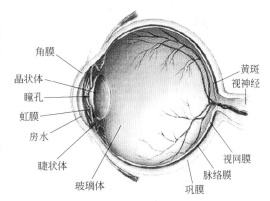

图 1-16　眼的构造

3. 耳

耳是听觉和位置觉（平衡觉）的外周感觉器官。耳包括外耳、中耳、内耳（图 1-17）。

人的听觉很灵敏，人耳能听到每秒振动 16 ～ 20000Hz 的声波。内耳的前庭器官是人体的空间位置与运动的感受器官。

（1）听器。由外耳、中耳和内耳的耳蜗构成，能感受声音。在正常情况下，耳郭收集声音后，经外耳道将振动传至鼓膜，引起鼓膜振动，通过 3 块听小骨的杠杆作用及鼓膜与前庭窗的面积比，将声音放大推动前庭窗上的镫骨底板，使内耳的淋巴液发生震动，刺激内耳听觉末梢感受器，使听神经产生神经冲动，向上传到大脑皮质，产生听觉。

（2）位听器。由前庭和 3 个半规管构成，起平衡作用。前庭是感受直线、径向加速度的器官。

人的头部在向任何方向运动产生位置的变化时，3 个半规管都可感受刺激。旋转时，神经冲动沿前庭神经传达至中枢，产生旋转感，并引起四肢反射来维持平衡。

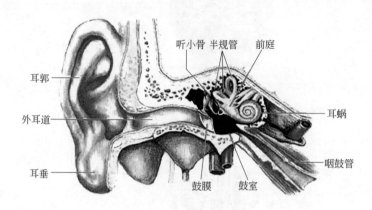

图 1-17　耳的构造

（3）咽鼓管。又名耳咽管，它是鼻咽部与鼓室相连的管道。全长约 3.5cm，管口始于鼓室前壁的上方，先向下、向内，再向前通至鼻咽部。咽鼓管平时是关闭着的，只有在吞咽、打哈欠、打喷嚏时才向鼻咽部开放。咽鼓管具有保持鼓室内外气压平衡，防止鼓膜损伤和排泄中耳分泌物的作用。在航空事业中，耳的功能（听觉、平衡机能、气压机能）显得格外重要。当上呼吸道有炎症者参加飞行时，容易发生航空性中耳炎、副鼻窦炎，在非密闭机舱飞机中尤为突出。

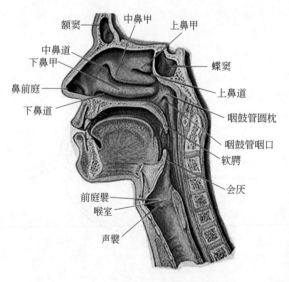

图 1-18　外鼻、鼻腔和鼻窦构成

4.鼻

鼻由外鼻、鼻腔和鼻窦构成（图 1-18）。

外鼻突出于面部的中央，前下方有两个开口叫鼻孔。鼻腔中间有一隔板叫做鼻中隔，鼻腔外侧壁有上、中、下 3 个鼻甲，鼻甲下方是相应的 3 个鼻道。鼻窦为鼻腔周围颅骨含气空腔，按其所在颅骨命名为额窦、筛窦、上颌及蝶窦，共 4 对。每组鼻窦都有开口通向鼻腔。鼻腔上部嗅黏膜中含有嗅觉细胞，能感受空气中的嗅性物质。鼻腔是呼吸道的始端，具有加温、湿润、清洁空气和共鸣的作用，还有嗅觉功能。人类具有的嗅觉有香、酸、焦气、腐臭。空勤人员在飞行中借助嗅觉能及时发现烧焦的电线、烤焦的食品以及有特殊气味的汽油或煤油蒸气等。

5.舌

舌是口腔里的重要器官，对说话、咀嚼、搅拌及吞咽食物、产生味觉等功能有着重要作用。在舌背部有许多突起的小乳头，内有味觉感受器——味蕾，它能够感受酸、甜、苦、咸等。味觉在消化功能中十分重要，能反射性地引起消化腺体分泌消化液及胃肠运动。

二、生命四大体征的监测

人体生命四大体征包括体温（temperature）、脉搏（pulse）、呼吸（respiration）、血压（blood pressure），它们是维持机体正常活动的支柱，缺一不可，不论哪项异常都会导致严重或致命的疾病，同时某些疾病也可导致这四大体征的变化或恶化。掌握正确的监测方法有助于乘务员在遇到不同情况的伤病员时，更好地判断病情轻重和危急情况，选择正确的处置措施。

案例分享
M1-6

M1-7
体温监测

（一）体温

体温（temperature）是指机体内部的温度，它是机体不断进行新陈代谢的结果。保持恒定的体温，是保证新陈代谢和生命活动正常进行的必要条件。人体能够通过对体内产热和散热过程的调节保持体内温度的动态平衡，以适应不同的环境温度变化。

体温是反映人体健康状况的重要指标之一，其准确性直接影响到疾病的诊断、治疗和护理。

1. 测量器材

体温计是测量体温的器具，其种类繁多，常用的有玻璃水银体温计（图 1-19）、电子体温计（图 1-20）和红外线体温计（图 1-21）。机载应急医疗箱配备了对人体无害的非水银式体温计。

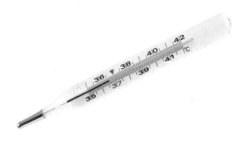

图 1-19 玻璃水银体温计

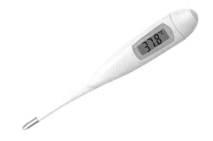

图 1-20 电子体温计

（1）水银体温计。水银体温计由透明玻璃材质制成，里面装有水银（汞），被储存在末端的水银球内。当水银遇热时，它会发生膨胀，沿着非常狭窄的玻璃管上升，通过这样的原理我们可以利用它轻松测量人体温度。但由于它存在测温时间长、易破碎、有汞中毒危险等不安全因素，所以不宜在飞机上使用。

（2）电子体温计。电子体温计由温度传感器、液晶显示器、纽扣电池、专用集成电路及其他电子元器件组成。

（3）红外线体温计。红外线体温计俗称"耳温枪"，这种体温计只需将探头对准人体的内耳道，然后轻轻按下测温按钮片刻，就可快速获得体温数据。红外线测温仪适用于人流量大的公共场所，快速监测人体体表温度，对体温异常的发热病人进行筛选。

2. 测量方法

（1）测量部位。玻璃水银体温计的常用测量部位有口腔舌下、腋窝处和肛门直肠处。

（2）体温判断。体温在一天 24 小时之内均在波动，因此其正常值不是一个具体的点，而是一个范围。目前常用的测量体温的方法有 3 种，

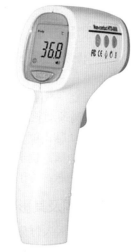

图 1-21 红外线体温计

分别是口测法、腋测法和肛测法，其测定时间和正常值见表 1-7。

表 1-7　测量体温三法

名称	时间 /min	正常值 /℃
口测法	3	36.2～37.2
腋测法	5～10	36～37
肛测法	3	36.5～37.7

体温可随性别、年龄、昼夜、运动和情绪的变化等因素而有所波动，一般情况下不超过 1℃，早晨略低，下午或运动和进餐后稍高。老年人体温略低，妇女在经期前后或妊娠时略高。

（3）发热按程度不同可分为：

① 低热——体温在 37.4～38℃；

② 中等热——体温在 38.1～39℃；

③ 高热——体温在 39.1～41℃；

④ 超高热——体温 41℃以上。

3. 注意事项

（1）测温前准备。测量体温时先检查体温计完好，用酒精棉擦拭消毒体温计（水银体温计应将水银柱甩至 35℃以下）。

（2）口腔测温。将体温计置于患者舌下部位，闭口 3min。取出擦净体温计，查看度数后记录（水银体温计应将水银柱甩至 35℃以下）。

（3）腋下测温。先擦干腋窝下汗液，将体温计放置于腋窝深处，紧贴皮肤，屈臂过胸，加紧体温计，5～10min 取出。用纱布擦净使用过的体温计看读数，腋下比口腔低 0.5℃，故应将腋下读数加上 0.5℃为体温度数。由于飞机上的消毒条件无法达到医学规范标准，飞机上通常采取腋下测温方式。

（二）脉搏

心脏舒缩时，动脉管壁有节奏地、周期性地起伏叫做脉搏（pulse）。检查脉搏通常用两侧桡动脉。正常脉搏次数与心跳次数相一致，节律均匀，间隔相等。脉搏会因各种病理或生理情况而改变，它代表循环的状况。

M1-8
脉搏监测

1. 测量方法

检查脉搏通常用两侧桡动脉。先让病人安静休息 5～10min，手平放在适当位置，坐卧均可。检查者将右手食指、中指、无名指并齐按在病人手腕段的桡动脉处，压力大小以能感到清楚的动脉搏动为宜，数半分钟的脉搏数，再乘以 2 即得 1min 脉搏次数。脉搏微弱或者病人病情危重的时候可检测颈动脉。当桡动脉不便测量或测不出时，也可采用以下动脉测量。

① 颈动脉：位于气管与胸锁乳突肌之间。

② 肱动脉：位于肘窝肘横纹上内 1/3 处。

③ 股动脉：位于大腿上端，腹股沟中点稍下方的一个强大的搏动点。

2. 范围及其影响因素

（1）正常人每分钟脉搏次数与心跳一致，节律均匀，间隔相等。成人为 60～100 次 /min，儿童一般 100～120 次 /min，婴儿一般 120～140 次 /min。不同性别、年龄的人略有差异，一般来说，女性比男性稍快，小孩比老人稍快。白天由于进行各种活动，血液循环加快，因此脉搏快些，夜间活动少，脉搏慢些。

（2）常见的异常脉搏

① 脉搏增快（≥ 100 次 /min）：生理情况有情绪激动、紧张、剧烈体力活动（如跑步、爬山、爬楼梯、扛重物等）、气候炎热、饭后、酒后等；病理情况有发热、贫血、心力衰竭、心律失常、休克、甲状腺功能亢进等。发热时脉搏会增快，一般体温每升高 1℃，脉搏会增加 10 ～ 20 次 / min；但伤寒病人例外，虽然体温很高，但脉搏并不加快，即所谓的相对缓脉。

② 脉搏减慢（≤ 60 次 /min）：颅内压增高、阻塞性黄疸、甲状腺机能减退等。但经常进行体育锻炼者（特别是长跑运动员）脉搏常常低于 60 次 /min，主要原因是心脏每搏输出量较大。

③ 脉搏消失（即不能触到脉搏）：多见于重度休克、重度昏迷病人等。

3. 注意事项

测量前，先让病人安静休息一会儿，避免活动和过度兴奋而影响脉搏测量的准确性；脉搏计数时，不仅要测定每分钟的次数，还要注意脉搏的节律、弹性和强弱。正常人动脉搏动的节奏是均匀的，如果忽快忽慢，或时有时无，则称为心律失常，如果经常出现这种现象，应该去医院做进一步的检查和治疗。

M1-9
呼吸监测

（三）呼吸

呼吸（respiration）是指机体与外界之间气体交换的过程。人体通过呼吸，吸入氧气，呼出二氧化碳，实现人体内、外环境之间的气体交换。呼吸也会因各种生理或病理情况而改变。

1. 测量方法

（1）听。有无呼气声。

（2）看。观察伤者胸腹部有无起伏，人正常呼吸有胸式呼吸和腹式呼吸。以胸廓起伏运动为主的呼吸为胸式呼吸，多见于正常女性和年轻人，也可见于腹膜炎病人和一些急腹症病人；以腹部起伏运动为主的呼吸为腹式呼吸，多见于正常男性和儿童，也可见于胸膜炎病人。

（3）感觉。脸颊贴近伤者口鼻，感受有无呼吸。

（4）测量呼吸最好与测量脉搏同时进行。一般数病人的胸、腹起伏运动次数就可以，也可把手放在病人的胸或腹部检查。一起一伏为一次呼吸，计数 30s，将测得的数值乘以 2，得到每分钟的呼吸次数，即呼吸频率。

2. 范围及其影响因素

（1）呼吸的正常值。正常人的呼吸不仅有规律而且均匀。成人正常值范围为 16 ～ 20 次 / min，儿童为 30 ～ 40 次 /min，呼吸次数与脉搏数之比是 1 : 4。

（2）常见的异常呼吸

① 呼吸频率的改变。具体情形见以下描述。

呼吸增快（>24 次 /min）：正常人见于情绪激动、运动、进食、气温增高；异常者见于高热、缺氧、肺炎、哮喘、心力衰竭、贫血和甲状腺功能亢进等。一般体温每升高 1℃，呼吸频率约增加 4 次 /min。

呼吸减慢（<10 次 /min）：见于颅内压增高，颅内肿瘤，麻醉剂、镇静剂使用过量，胸膜炎等。

② 呼吸深度的改变。深而大的呼吸为严重的代谢性酸中毒、糖尿病酮中毒、尿毒症时的酸中毒；呼吸浅见于药物使用过量、肺气肿、电解质紊乱等。

③ 呼吸节律的改变。具体情形见以下描述。

潮式呼吸：即呼吸由浅慢逐渐加快加深，达高潮后又逐渐变浅变慢，暂停数秒后，又出现上述状态的呼吸。如此周而复始，呼吸呈潮水涨落样。多见于重症脑缺氧、缺血，严重心脏病，尿毒症晚期等病人。

点头样呼吸：即一边呼吸一边做点头状，见于濒死状态。

间停呼吸：即有规律地呼吸几次后，突然暂停呼吸，周期长短不同，随后又开始呼吸，如此反复交替。多见于脑炎、脑膜炎、颅内压增高、干性胸膜炎、胸膜恶性肿瘤、肋骨骨折、剧烈疼痛时。

叹气样呼吸：见于神经衰弱、精神紧张或抑郁症。此外，叹气样呼吸也常被医生作为诊断重病病人病危濒死的临床参考表现之一。

3. 注意事项

在测量呼吸次数的同时，应注意观察病人呼吸的节律和深度的变化。一旦出现呼吸异常的现象，表明病情严重，应尽快广播寻找医生乘客，并报告机长与地面联系准备抢救事宜，如出现呼吸停止，应当立即施行口对口人工呼吸进行抢救。

M1-10
血压监测

（四）血压

血压（Blood Pressure）指血管内血液对于单位面积血管壁的侧压力，压强由于血管分动脉、毛细血管和静脉，所以，也就有动脉血压、毛细血管压和静脉血压。通常所说的血压是指动脉血压。当血管扩张时，血压下降；血管收缩时，血压升高。血压是循环系统功能的一个重要指标，受日常生活的影响时刻都在变化。血压的数值因其年龄、性别及其他生理情况而变化，还可因环境和情绪的变化而暂时升高。

1. 测量器材

血压计分为水银血压计（图1-22）、弹簧式血压计（图1-23）以及电子血压计（图1-24）3大类。

2. 测量方法

（1）台式水银血压计测量法

① 先让被测人休息20～30min，以消除劳累或缓解紧张情绪，防止影响血压值。

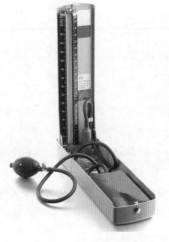

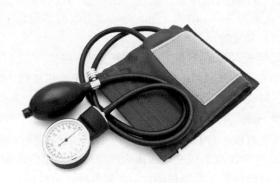

图 1-22　水银血压计　　　　　　　　　　图 1-23　弹簧式血压计

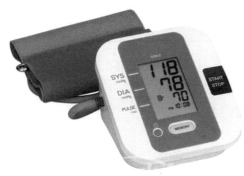 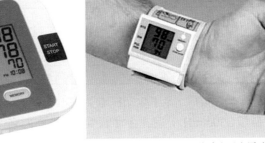

(a) 臂式电子血压计   (b) 手腕式电子血压计

图 1-24　电子血压计

② 检查血压计是否符合要求，袖带宽窄合适，玻璃管无裂隙，管道连接正确，水银充足，橡胶管和输气球不漏气。

③ 被测人取坐位或仰卧位，露出上臂，将衣袖卷至肩部，伸直肘部，手掌向上。

④ 放平血压计，打开盒盖使其垂直于水平面，打开水银槽开关。

⑤ 将袖带平整无折地缠于上臂，袖带下缘距肘窝 2 ～ 3cm，松紧程度以能放入一指为宜。

⑥ 戴好听诊器，在袖带下缘将听诊器胸件紧贴肱动脉搏动最强点，一手固定胸件，另一手关闭气门，握住输气球向袖带内打气至肱动脉搏动音消失，再上升 20 ～ 30mmHg（1mmHg=133.32Pa）。

⑦ 松开气门，使汞柱缓慢下降，速度为 4mmHg/s，并注视汞柱所指的刻度，从听诊器中听到第一声搏动音时汞柱上所指刻度即为收缩压；随后搏动声逐渐增强，当搏动音突然变弱或消失时，汞柱所指刻度为舒张压。

⑧ 测量完毕，整理血压计，去除袖带内余气，整理袖带放回盒内适当位置，将血压计向右倾斜 45° 角，关闭水银槽开关，以防止水银倒流，关闭血压计盒盖。

（2）自动臂式电子血压计测量法

① 静坐休息数分钟，将臂带绑在手臂上；

② 裸露手臂或仅穿薄衣，臂带捆绑力度适中，以能放进一根手指为宜；

③ 臂带中心与心脏保持在同一高度，臂带下方距肘关节 1 ～ 2cm；

④ 按用户键，即自动开始测量；

⑤ 被测量者手心向上，手掌放松，身体放松，保持平静；

⑥ 测量过程中避免说话和移动身体；

⑦ 测量完成后，会自动显示血压值、脉搏值；按任意键关机，如没有手动关机，血压计会在 60s 后自动关机。

3. 高血压诊断标准与分级

1999 年 2 月世界卫生组织（WHO）、国际高血压联盟（WHO-ISH）提出了高血压病的诊断与分级，同年我国制定的高血压治疗指南也采用这个标准。2017 年美国心脏学会等十几个协会提出了新的高血压诊断标准，将高血压按照血压的高低分为如表 1-8 所示的几级。

正常情况：成人收缩压为 90 ～ 140mmHg，舒张压为 60 ～ 90mmHg；新生儿收缩压为 50 ～ 60mmHg，舒张压为 30 ～ 40mmHg。49 岁以后，收缩压随年龄增长有所升高。

血压异常：成人血压 ≥ 140/90mmHg，称为高血压，常见于精神紧张、高血压病等；血压 ≤ 90/60mmHg，称为低血压，多见于休克、心脏病、严重脱水、心衰等。

表 1-8　高血压的分级

血压类别	收缩压 /mmHg	舒张压 /mmHg	血压类别	收缩压 /mmHg	舒张压 /mmHg
正常血压	90～139	60～89	中度高血压	160～179	100～109
正常高值	120～139	80～89	重度高血压	≥180	≥110
理想血压	90～120	60～80	单纯收缩期高血压	≥140	<90
轻度高血压	140～159	90～99			

脉压增大：脉压 >40mmHg，见于主动脉瓣关闭不全、主动脉硬化、甲状腺功能亢进严重贫血等；脉压减小：脉压 <30mmHg，见于主动脉瓣狭窄、心力衰竭、低血压、心包积液等。

三、常见症状和体征

伤病员的面容与表情、意识状态、瞳孔大小、体位及皮肤情况是判断伤势轻重的重要标志之一。客舱急救人员掌握其识别方法，有利于及时、正确地抢救。

（一）面容与异常特征

体征正常的人的面容表情是表情自然、神态安怡。而被某些疾病困扰，或当疾病发展到一定程度时可出现某些特征性面部表情，称为面容。当患病或受伤时，则常出现下列异常征象。

1. 急性病容

病人面颊潮红、兴奋不安、呼吸急促、痛苦呻吟等。见于急性感染性疾病。

2. 慢性病容

病人面容憔悴，面色苍白或灰暗，精神萎靡、瘦弱无力。见于慢性消耗性疾病，如肝硬化、恶性肿瘤后期。

3. 苦笑面容

牙关紧闭、面肌痉挛呈苦笑状，见于破伤风、癫痫等。

4. 贫血面容

面色苍白、舌唇色淡、少气无力，见于各种贫血。

5. 病危病容

面容枯槁，面色灰白或发绀，表情淡漠、眼眶凹陷；目光无神；皮肤湿冷，甚至大汗淋漓。见于严重脱水、出血、休克等病人。

（二）意识障碍

意识是指人体对外界环境的认知能力或对外来刺激的反应能力。给刺激时病人完全没有反应就应该认为病人已经昏迷。机上伤病员的意识障碍的判断可通过语言应答、唤醒、疼痛刺激和各种反射活动等检查确定。正常人意识清醒，反应敏捷，语言清晰。

1. 意识障碍分级

意识障碍主要包括觉醒度改变和意识内容的改变。以觉醒度改变为主的意识障碍可分为三级。

一级表现为患者处于嗜睡状态：即持续地睡眠，但能被唤醒，并能做出语言和动作的反应，停止刺激后又继续入睡；多见于过度疲劳、脑部疾病。

二级表现为患者处于昏睡状态：需要较强的刺激方能唤醒，醒后反应迟钝，应答含糊且不完全，刺激停止后又立即进入睡眠状态；常见于脑部疾病。

三级表现为患者处于昏迷状态：是最为严重的意识障碍，外界任何刺激均不能唤醒的状态；见于严重的脑部疾病及躯体疾病的垂危期。

2. 昏迷按照其严重程度划分

昏迷按照其严重程度的不同又可分为嗜睡、浅昏迷和深昏迷。以下简要介绍后两者。

（1）浅昏迷。在浅昏迷状态下，患者的呼吸、心率、血压等生命体征平稳。

（2）深昏迷。深昏迷时，患者对外界各种刺激均无反应，即使是伤害性刺激的躲避反射也消失，生命体征常有改变。

（三）瞳孔

瞳孔是眼睛虹膜中央的孔洞，正常为圆形，直径 2 ～ 5mm，两侧等大。瞳孔常见改变有瞳孔缩小、瞳孔散大、瞳孔大小不等、对光反射迟钝或消失（图 1-25）。

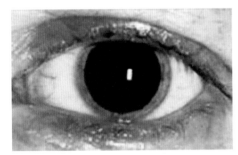
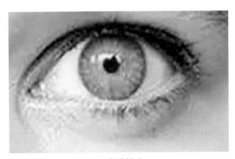

(a) 瞳孔散大　　　　　　　　　　　(b) 瞳孔缩小

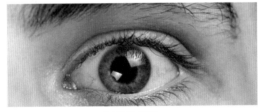

(c) 瞳孔正常

图 1-25　人的瞳孔

1. 瞳孔缩小

正常情况下，婴幼儿和老年人及成人在光亮处，瞳孔较小。病态下见于虹膜炎症、有机磷农药中毒；吗啡、海洛因等药物也会导致瞳孔缩小。

2. 瞳孔散大

交感神经的信号可导致扩瞳肌肉收缩，从而扩散瞳孔。正常情况下，青少年、精神兴奋者或成人在暗处时瞳孔较大。病态下见于外伤、青光眼、使用阿托品类药物等。

3. 瞳孔大小不等

当两眼的瞳孔大小不一致时，常为颅脑内病变引起，如脑外伤、脑肿瘤等。

4. 对光反射异常

检查方法为用手电筒直接照射瞳孔，并观察其动态反应。正常人当眼受到光线刺激后，双侧瞳孔立即缩小，移开光源后瞳孔迅速复原。瞳孔反应迟钝或消失常见于昏迷的病人。双侧瞳孔散大伴有对光反射消失，为濒死状态的表现，因而医学上用失去瞳孔反射来判定死亡。

（四）体位

1. 自主（自动）体位

自主体位指身体活动自如，不受任何限制，见于健康正常人或轻病、疾病的早期。

2. 被动体位

被动体位指身体处于被动状态，不能自行调整或交换肢体的位置，见于极度衰竭或意识丧失的病人。

3. 强迫体位

患者为缓解疼痛或因疾病而被迫采取的某种体位称为强迫体位。

① 强迫仰卧位：病人仰卧，双下肢卷曲，以缓解腹部肌肉紧张，减轻疼痛，见于急性腹膜炎病人。

② 强迫侧卧位：以减轻疼痛、减缓因积液压迫肺导致的呼吸困难，常用于一侧性胸膜炎和大量胸腔积液（卧向患侧）的病人。

③ 强迫俯卧位：以缓解因脊背肌肉紧张而致的疼痛，常见于脊柱疾病病人。

④ 强迫坐位（端坐呼吸）：使膈肌下降，肺换气量增加，见于支气管哮喘、呼吸衰竭的病人。

⑤ 强迫蹲位：先天性心脏病的病人常在步行或活动时，感到呼吸困难或心慌，而蹲下可缓解症状。

⑥ 强迫停立位：在步行时，心前区疼痛突然发作，被迫立刻站立，并以左手按抚心前部位，缓解后再继续行走，见于心绞痛病人。

⑦ 辗转体位：因剧烈疼痛的刺激而致翻身打滚，坐卧不安，见于胆绞痛、肾绞痛、肠绞痛。

⑧ 角弓反张位：头向后仰，胸腹前凸，背过伸，躯干呈弓形，见于破伤风、小儿脑膜炎病人。

（五）皮肤

1. 皮肤颜色异常的情况

① 苍白：见于寒冷、惊恐、贫血、虚脱、休克等。

② 发红：见于运动、饮酒、发热性疾病、一氧化碳中毒等。

③ 青紫：见于缺氧、中毒、呼吸道阻塞、呼吸衰竭等。

④ 黄染：胆道阻塞、肝炎及溶血所致。

2. 皮肤出血的情况

① 皮下出血：直径 <2mm 为出血点，直径 3 ～ 5mm 为紫癜，直径 >5mm 为瘀斑。皮下出血常见于过敏、感染、中毒等。

② 皮肤血肿：片状出血伴皮肤明显隆起者为血肿，常见于外伤等。

工作任务

掌握生命体征监测的方法。

任务准备

1. 全班同学分成若干个小组（5～6人一组），各小组选拔组长一名，并选取团队名称（表1-9）。

表 1-9　学生任务分配表

班级		组号		指导老师	
组长		学号			
组员	姓名	学号	姓名	学号	

2. 复习医疗基础知识等相关素材、资源。

3. 准备人体解剖学知识挂图（人体骨骼、人体肌肉、呼吸系统、消化系统、心血管系统、神经系统、循环系统等彩色挂图）。

4. 准备水银体温计、电子体温计、水银血压计、电子血压计、秒表。

任务实施

1. 训练内容

（1）观察人体解剖结构图，阐述人体各系统的解剖结构及功能。

（2）以学生为客体，进行体温、脉搏、呼吸、体征的测量。

（3）以小组为单位进行情景模拟：2 月 1 日，一男性乘客准备乘坐 MU6823 广州至昆明的航班，因在去机场的路上遇上堵车，导致登机的过程比较紧张。在飞机起飞后不久，该男性乘客突然感觉不适，按呼唤铃请求乘务员帮忙测量血压。

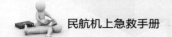

2. 问题讨论

（1）人体的正常体温是多少？影响人体体温的因素有哪些？

_____

_____

_____

_____

（2）为什么在测量呼吸时仍然要求手放在测量脉搏的位置？

_____

_____

_____

_____

（3）人体的异常体征有哪些表现？怎样判断？

_____

_____

_____

_____

_____

任务评价

任务评价主要从同学们的学习态度、资料准备情况、各小组成员沟通协作、体征监测方法、情境表演等几个方面进行评价，详细内容见表1-10。

表 1-10　《生命体征的监测》工作任务评价表

班级		姓名		分值／分	得分
评价项目	评定标准				
学习态度	学习态度认真，积极主动，方法多样			10	
职业素养	热爱空中乘务工作，体现较强的敬业精神，有较强的服务理念和服务意识，有良好的职业习惯			10	
协调能力	与小组成员、同学之间能合作交流，协调工作			10	
认识人体各系统解剖结构	能正确认知人体各系统解剖结构及功能，并在挂图或人体模特上指出重要解剖标志			15	
口述生命四大体征正常值	能准确口述体温、脉搏、呼吸、血压的正常值			15	
生命四大体征正测量方法	能熟练、准确地测量生命四大体征			30	
工作完整	情境表演完整，能按时完成任务			10	
合计				100	
综合评价	自评（20%）	小组互评（30%）	教师评价（50%）	综合得分	

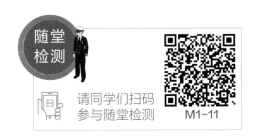

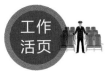

工作
活页

班级：　　　　　姓名：　　　　　学号：　　　　　成绩：

任务名称		
课前准备	资源准备	
	器材准备	
	小组准备	
实施过程	工作要点	
注意事项		
总结反思		

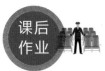

班级：　　　　　　姓名：　　　　　　学号：　　　　　　成绩：

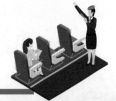

项目二 机载应急医疗设备的配备及使用

项目导读

　　生命诚可贵，每一分乃至每一秒在抢救旅客的过程中都显得弥足珍贵。在紧急情况下，作为乘务员能掌握正确判断患者基本情况，并且正确使用机上医疗设备的技能，把握分秒，是对旅客安全的负责，也是乘务员的职责所在。

　　中国民用航空局制定的《大型飞机公共航空运输承运人运行合格审定规则》（CCAR-121），明确规定了机载应急医疗设备和训练的要求。按照本规则运行的合格证持有人应当在其载客飞机上配备下列应急医疗设备：急救箱、应急医疗箱、卫生防疫包以及箱（包）里所需的医疗用品和药品。有的航空公司还配备有乘务长药箱。

学习目标

 能力目标

　　（1）能根据旅客伤情正确选用应急医疗箱（包）内医疗用品和药品。
　　（2）掌握箱（包）内医疗用品和药品、防疫物品的功能、使用方法、应用范围以及基本操作技能。
　　（3）学会正确使用卫生防疫包。
　　（4）学会正确使用机上手提式氧气瓶。

知识目标

　　（1）了解机上应急医疗设备的种类。
　　（2）了解急救医疗设备应当满足的要求及条件。
　　（3）熟悉急救箱、应急医疗箱内至少配备的医疗用品。
　　（4）熟记急救箱、应急医疗箱和卫生防疫包内的物品和药品的用途。
　　（5）掌握应急医疗设备的使用程序。

思政目标

　　（1）通过学习"旅客空中突发疾病，航班紧急备降"的故事，始终坚守初心，始终把"人民航空为人民"的宗旨落实到每一次具体航班的飞行中，践行"忠诚担当、严谨科学、团结协作、敬业奉献"的民航精神。
　　（2）培养空乘人员规范使用机载应急医疗设备，树立"敬畏规章"的责任意识，展现空乘人员的担当作为。

任务 4
熟悉机载应急医疗设备的使用

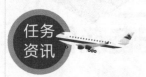任务资讯

M2-1 急救箱　　M2-2　　案例分享

一、急救箱

（一）配置急救箱应满足的要求及条件

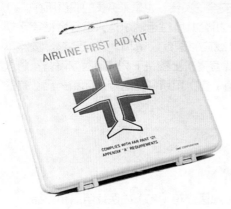

图 2-1　急救箱

急救箱用于对旅客或者机组人员受伤的止血、包扎、固定和心肺复苏等应急医疗处理。

急救箱必须均匀分布在客舱内，且便于机组成员取用的适当位置。根据相关法规的要求，急救箱须具有防尘、防潮的功能（图 2-1）。

根据载客飞机的座位数不同，要求配备的急救箱数量也不一样，具体数量不得少于表 2-1 的规定。

（二）急救箱内的医疗用品

载客飞机上放置的急救箱一般配备了相关急救所需的医疗物品，箱包内最低配备物品如表 2-2 所示。

表 2-1　座位数与急救箱数量

旅客座位数 / 个	急救箱数量 / 个	旅客座位数 / 个	急救箱数量 / 个
100 以下（含 100）	1	301 ～ 400	4
101 ～ 200	2	401 ～ 500	5
201 ～ 300	3	500 以上	6

表 2-2　急救箱（最低）配备医疗用品

项目	数量	项目	数量
绷带，3 列（5cm）、5 列（3cm）	各 5 卷	腿部夹板	1 副
敷料（纱布），10×10cm	10 块	医用剪刀	1 把
三角巾（带安全别针）	5 条	医用橡胶手套	2 副
胶布，1cm、2cm（宽度）	各 1 卷	皮肤消毒剂及消毒棉	适量
动脉止血带	1 条	单向活瓣嘴对嘴复苏面罩	1 个
外用烧伤药膏	3 支	急救箱手册（含物品清单）	1 本
手臂夹板	1 副	事件记录本或紧急医学事件报告单	1 本（若干页）

不适于装在急救箱内的手臂夹板和腿部夹板可以存放在距离急救箱尽可能近、易于取用的位置。

（三）急救箱内医疗用品的用途

① 绷带：是指根据不同尺寸要求分割组成小卷的医用绷带。主要用于各种伤口的包扎固定，并不直接接触伤口。

② 敷料：是指用来包扎伤口的医用产品。用以覆盖创伤面及其他损害的材料，应当经过消毒灭菌处理并规范包装，包装表面应当标注有效期。

③ 三角巾：是指呈等腰直角三角形的伤口包扎材料。广泛适用于病人的头部、面部、手掌、腹部、足部、踝关节、前额、耳部等受伤部位的包扎。按照 CCAR-121 运行的合格证持有人可以选择具有同等功效的其他物品，但应当报合格证管理局备案。

④ 夹板：是指固定骨折部位的材料，分为手臂夹板和腿部夹板，可选择木制夹板、充气夹板、钢丝夹板等。

⑤ 胶布：是指医用胶布。

⑥ 动脉止血带：适用于四肢大出血。当其他止血法不能止血时才用动脉止血带进行止血。止血带包括橡皮止血带（橡皮带、橡皮条和一次性止血带）、气压止血带（如血压计袖带）和布制止血带等。

⑦ 医用剪刀：是指医用不锈钢圆头剪刀（如敷料剪刀），用于急救时剪医用敷料、伤口处衣物等。

⑧ 医用橡胶手套：是指医用灭菌橡胶手套。

⑨ 皮肤消毒剂：可选用含碘类（如碘伏）、洗必泰类、季铵盐类或植物（中草药）类等非醇类皮肤消毒剂。用于对创伤面的消毒。皮肤消毒剂包装应当严密、无泄漏，不应对航空器自身及运行存在不安全影响。

⑩ 单向活瓣嘴对嘴复苏面罩：用于对伤病人员实施心肺复苏时的人工呼吸。

（四）使用程序

① 上机后，乘务员应检查急救箱铅封情况，如铅封破损，应督促机务人员及时更换，并填写"客舱设备记录本"。

② 经过急救训练的乘务员、现场的医生或经过专门训练的其他人员可以打开急救箱并使用箱内物品，但是非本行段乘务员应在打开急救箱时须出示本人相关证件。

③ 在运行中使用急救箱或任何药品时，应当首先保证被帮助者或者其同行人知晓使用说明，同意并签署"应急医疗设备和药品使用知情同意书"（图 2-2）后方可使用。

④ 如需要，机长可以决定打开急救药箱取用所需用品。

⑤ 用后填写"紧急医学事件报告单"（图 2-3），一式两份，并由机长、乘务长分别签字。

⑥ 急救箱内的物品由航空公司医疗中心按有关规定选购。

M2-3
应急医疗箱

二、应急医疗箱

（一）配置应急医疗箱应满足的要求及条件

应急医疗箱用于对旅客或者机组人员意外受伤或者医学急症的应急医疗处理。

每架飞机在载客飞行时应当至少配备一只应急医疗箱（图 2-4）。箱（包）的设计、选材应当具有便于在客舱内放置，并有防尘、防潮和耐挤

案例分享

M2-4

压的特性。应急医疗箱固定放置于客舱内避免高温或低温，且便于取用的适当位置。

应急医疗设备在运行中使用后，如配备数量、种类低于 CCAR-121 的要求，可以按照航线和航班计划，在非主运营基地建立或者委托建立机载应急医疗设备的补充配送机构或部门；没有条件建立补充配送机构或部门的，可以采取始发航班增加配备不少于规定数量 20% 的部分药品和物品，解决途中使用后的补充配备问题。

应急医疗设备和药品使用知情同意书

本人因身体不适或伤痛，在乘坐的飞机上（航班号：_____）使用了由航班免费提供的药品（药品名_____）共（_____）片或航班提供的医疗急救设备（设备名：_____）。

我在服药（或使用医疗急救设备）前已阅读使用说明书，清楚了解该药或医疗急救设备的使用方法和注意事项等，出现由于使用上述药品或医疗急救设备所导致的不良反应或症状，由本人负责。

旅客签名：_____；同行人签名（如需要）：_____

医疗急救专业人员签名（如需要）：_____

客舱机组人员签名：_____、_____、_____、_____

年　　月　　日

图 2-2　应急医疗设备和药品使用知情同意书（中文版）

（二）应急医疗箱配备的药品和物品

应急医疗箱配备的药品和物品清单（表 2-3）。

箱内物品已进行相对固定，以免飞机颠簸时因碰撞打碎。

（三）应急医疗箱内药品或物品的用途

① 口咽通气道（管）：是指在急救和心肺复苏中，限制舌后坠，维持气道开放保持伤患者气道畅通而使用的医疗用品。其规格大小在 40 ~ 120mm 间不等，可根据实际情况自行确定其中的 3 种规格。

② 注射器和针头：应配备一次性使用注射器（含针头）。配备规格为 2mL 注射器 2 支、5mL 注射器 2 支。合格证持有人如根据运行需要，调整配置其他型号的注射器（含针头），应当报合格证管理局备案。

③ 脐带夹：脐带夹是机上孕妇意外分娩时钳夹婴儿脐带的工具。

④ 硝酸甘油片：用于突发心绞痛或急性心肌梗死时的应急处置。舌下含服，每次 0.25 ~ 0.5mg，必要时间隔 5min 再次服用，1 日不超过 2mg。青光眼病人禁用，急性心肌梗死病人慎用。合格证持有人可以选择具有同等功效的其他急救药品，但应当报合格证管理局备案。

⑤ 皮肤消毒剂：可选用含碘类（如碘伏）、洗必泰类、季胺盐类或植物（中草药）类等非醇类皮肤消毒剂，选用时应注意包装严密，且不应对航空器和运行存在安全威胁。

⑥ 0.9% 氯化钠（生理盐水）：主要用于清洗伤口（创伤面）或稀释注射用药品，其配置容量不得少于 250mL。

紧急医学事件报告单

航班号 FLIGHT		机号 AIRPLANE NO		日期 DATE	备降地 ALTERNATE		
病人姓名 NAME		性别 SEX		国籍 NATIONALITY	年龄 AGE	证件号 PASSPORT NO	
座位号 SEAT		目的地 DESTINATION		联系电话 TELEPHONE	住址 ADDRESS		

事件情况EMERGENCY	处理过程PREPARATION

证明人姓名 WITNESS	地址/电话 ADDRESS/TELEPHONE	国籍及证件号 NATIONALITY&PASS-PORT NO	座位号 SEAT	签名 SIGNATURE

处理人员签名 NAME OF PREPARATION	地址 ADDRESS	联系电话 TELEPHONE	签名 SIGNATURE
乘务长签名 PURSER			

图 2-3　紧急医学事件报告单

⑦ 肾上腺素：主要用于支气管痉挛所致的严重呼吸困难，可迅速缓解药物所引起的过敏性休克，也是心脏骤停时进行心肺复苏的主要抢救用药。

⑧ 盐酸苯海拉明注射液：主要用于急性重症过敏反应以及其他过敏反应病，不适宜口服用

药者。

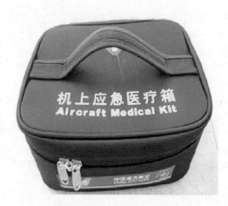

图2-4　机上应急医疗箱

表2-3　应急医疗箱内药品和物品的配备

项目	数量	项目	数量
血压计	1个	注射器（2mL、5mL）	各2支
听诊器	1副	0.9%氯化钠溶液	至少250mL
口咽通气道（40～120mm间3种规格），用于急救时保持呼吸道通畅	各1个	1∶1000肾上腺素单次用量安瓿	2支
静脉止血带	1根	盐酸苯海拉明注射液（医疗专业人员使用）	2支
脐带夹	1个	硝酸甘油片10片	
医用口罩	2个	醋酸基水杨酸（阿司匹林）口服片	30片
医用橡胶手套	2副	药品使用说明书及物品清单	1张
皮肤消毒剂（非醇类）消毒棉签（球）	适量	应急医疗设备和药品使用知情同意书	1张
体温计（非水银式）	1支	事件记录本或紧急医学事件报告单	1本（若干页）

⑨醋酸基水杨酸（阿司匹林）口服片：适用于预防一过性脑缺血发作、心肌梗死、心房颤动、人工心脏瓣膜、动静脉瘘或其他手术后的血栓形成，也可用于治疗不稳定型心绞痛。用法与用量：预防心肌梗死、动脉血栓、动脉粥样硬化，每日1次，每次0.3g；预防短暂性脑缺血，1日2次，每次0.65g。

（四）使用程序

①上机后，乘务员应检查应急医疗箱铅封情况，如铅封已断开或封条已被撕开，乘务员应检查药箱内的药品、器械有无缺损，并填写"药箱使用反馈信息卡"。

②使用应急医疗设备或者药品时，应当先报告机长，并按照使用说明书上载明的方法使用。

③在运行中提供使用应急医疗箱（除体温计、血压计外）或任何药品时，应当首先保证被帮助者或者其同行人知晓使用说明，同意并签署"应急医疗设备和药品使用知情同意书"后方可使用。

④使用机载应急医疗设备中的处方类药品时，必须经医疗专业人员诊断后方可使用。

⑤其他需要的场合，机长有权决定打开并取出箱内的相关用品。

⑥将使用过的注射器放入医疗箱内以便妥善销毁。

⑦填写药箱内的"应急事件报告单"和"药箱使用反馈信息卡"，反馈用药情况。航班飞行

任务结束后第一时间将"应急事件报告单""药箱使用反馈信息卡"和"应急医疗设用知情同意书"上报到客舱服务部。

⑧ 乘务长填写《紧急医学事件报告单》，并由机长、使用医生和乘务长分别签字。

M2-5
卫生防疫包

三、卫生防疫包

（一）配置卫生防疫包的要求及条件

卫生防疫包用于清除客舱内血液、尿液、呕吐物和排泄物等潜在传染源。

每架载客飞机在飞行中所配备卫生防疫包的数量不得少于每 100 个旅客座位 1 个（100 座以内配 1 个）；存放在机组人员易于取用的位置。

卫生防疫包具有防尘、防潮的功能，其外包装式样和标示如图 2-5 所示。

当一次运行经过国家有关部门公布的传染病疫区并且可能存在通过航空运行传播风险时，或按照国家和民航局规定，需阶段性采取突发事件应急控制措施时，卫生防疫包应保证足够的备份。

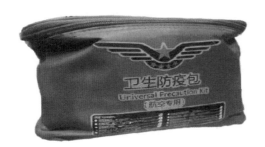

图 2-5 卫生防疫包

（二）卫生防疫包应当配备的药品和物品

载客飞机上的每个卫生防疫包须配备有一定数量的药品和物品（表 2-4）。

表 2-4 卫生防疫包内药品和物品

项目	数量	项目	数量
消毒凝固剂	100g	防渗透橡胶（塑料）围裙	1 条
表面清理消毒片	有效成分 1～3g	吸水纸（毛）巾	2 块
皮肤消毒擦拭纸巾	10 块	便携拾物铲	1 套
医用口罩	1 副	生物有害物专用垃圾袋	1 套
眼罩	1 副	使用说明书	1 份
医用橡胶手套	2 副	紧急医学事件报告单	1 份

（三）卫生防疫包内物品的用途

（1）液体、排泄物消毒凝固剂。液体、排泄物消毒凝固剂是粉剂，具有吸水快的特点及凝胶化作用，对常见致病菌有抑制作用，而对客舱没有明显的腐蚀和毒副作用。

（2）表面清理消毒片。表面清理消毒片是片剂，使用时配成消毒液，用于污物表面和被污染地面的初步消毒，消毒作用具有高效性，对客舱也没有明显的腐蚀和毒副作用。

（3）皮肤消毒擦拭纸巾。皮肤消毒擦拭纸巾可以杀灭常见致病菌，对皮肤无刺激。

（4）医用口罩和眼罩。医用口罩和眼罩有遮挡作用和防雾功能。

（5）医用橡胶手套。医用橡胶手套可以防止化学物质、血液渗透。

（6）防渗透橡胶（塑料）围裙。防渗透橡胶（塑料）围裙是医用防护服材料，长度达到膝盖处，可以有效预防血液、水、油、酸碱盐溶液等渗透性物质的渗透。

（7）大块吸水纸（毛）巾。大块吸水纸（毛）巾是聚丙烯高分子吸水材料，规格为20cm×20cm，每片吸水纸（毛）巾至少吸附100mL液体。

（8）便携拾物铲。便携拾物铲具有铲、刮、拾物的功能。

（9）生物有害物专用垃圾袋。生物有害物专用垃圾袋的材质为医用垃圾袋材料（规格2.5丝），颜色为黄色，印有警示标志，垃圾袋上当系中文标签，中文标签的内容应当包括航空公司名称、航班号、产生日期、垃圾（污物）类别、操作人等。

（四）使用程序

1.使用条件

（1）使用人员必须经过相应消毒隔离知识、消毒器械操作的培训并具备个人自我防护能力或具有相应专业资质。

（2）仅限在飞机飞行过程中突发公共卫生事件、发现疑似或确诊传染源时，由客舱乘务员负责开启使用，在有条件的情况下，应尽量获得专业人员的应用指导，避免二次感染；飞机着陆后的消毒防疫工作交由地面卫生防疫部门处置。

（3）包内的物品及药品应严格按照使用说明使用。

（4）使用包内医疗用品和药品之前，使用人应填写《应急医疗设备和药品使用知情同意书》，可由乘务长或专业人员负责指导使用。

2.使用方法

（1）穿戴个人防护用品。依次穿戴医用口罩、眼罩、医用橡胶手套、防渗透围裙。

（2）配制消毒液。取1片表面清理消毒片放入250～500mL清水中，配制成1∶500～1∶1000浓度的消毒液，用于对污物污染的座舱内物品表面和地面进行初步消毒。

（3）将消毒凝固剂均匀覆盖于液体、排泄物等污物3～5min，使其凝胶固化。

（4）使用便携拾物铲将凝胶固化的污物铲入生物有害物专用垃圾袋中。

（5）用配好的消毒液浸泡的吸水纸（毛）巾对污物污染的物品和区域消毒两次，保证每次消毒液在表面滞留5min，再用清水擦拭清洗两次。最后将使用后的吸水纸（毛）巾及其他所有使用过的消毒用品放入生物有害物专用垃圾袋。

（6）依次脱掉手套、围裙，用皮肤消毒擦拭纸巾擦手消毒；再依次脱下眼罩、口罩，最后用皮肤消毒擦拭纸巾擦手及身体其他可能接触到污物的部位。

（7）将所有使用后的防护用品装入生物有害物专用垃圾袋后，将垃圾袋封闭，填写"生物有害垃圾标签"（图2-6），粘贴在垃圾袋封口处。

（8）已封闭的生物有害物专用垃圾袋暂时存放于适当位置（如洗手间），避免丢失、破损或对机上餐食造成污染。

（9）填写"紧急医学事件报告单"，通知目的地的地面相关部门做好接收准备。

（10）生物有害垃圾按照医疗垃圾管理原则处置，负责接收的地面相关部门事先与医疗废物的专业机构签订协议，确保生物有害垃圾及时送到相关机构进行无害化处理。

```
┌─────────────────────────────────────────┐
│            生 物 有 害 垃 圾               │
│                                           │
│   航空公司：_____ │
│                                           │
│   航　　班：_____ │
│                                           │
│   日　　期：_____ │
│                                           │
│   污物种类：_____ │
│                                           │
│            _____ │
│                                           │
│   操 作 人：_____ │
└─────────────────────────────────────────┘
```

图 2-6　生物有害垃圾标签

四、手提式氧气瓶

（一）构造

客舱内部都配备手提式氧气瓶，放置在固定位置并固定好，供机上应急医疗救护和紧急情况时使用。手提式氧气瓶结构如图 2-7 所示。

M2-6 手提式氧气瓶

M2-7

案例分享

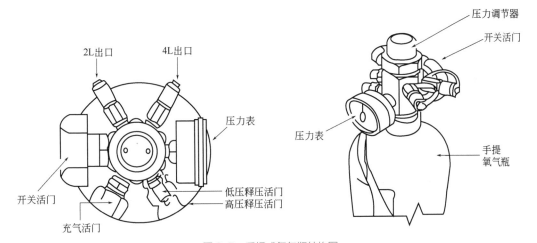

图 2-7　手提式氧气瓶结构图

每个氧气瓶安装有压力指示器（即压力表）、压力调节器和开关阀（即开关活门）。氧气瓶有高低流量两个出口（某些飞机上的氧气瓶只有一个输出口，不分高低流量输出口），并备有一个一次性的面罩。氧气持续时间根据氧气瓶的容量和使用时所需要的流量来确定，（以 B737-800 为例）一般情况下，高流量 4L/min、低流量 2L/min 持续使用时间见表 2-5。飞行前确认开关阀在关位，压力表指针在红色区域（FULL）压力指针不低于 1600psi（1psi=6.895kPa）。

表 2-5　氧气持续时间

机型	氧气容量 /mL	高流量 /min	低流量 /min
B737-800	120	25	50
	310	60	120

（二）使用程序

① 使用时取出氧气面罩，取下出口防尘盖，将导管插头插入并连接好，然后逆时针旋转开关阀门，将面罩盖住口鼻即可；

② 使用后填写客舱故障记录本。

（三）注意事项

① 切勿将氧气瓶中氧气放空（至少保留 500psi，1psi=6.895kPa）；

② 使用氧气瓶前后 4 排座位（3m）内禁止吸烟；

③ 不宜在患者使用时调节氧气流量或开、关氧气；

④ 不要摔或撞氧气瓶；

⑤ 避免氧气与油或脂肪接触，应擦掉浓重的口红或润肤油。

在急救使用氧气瓶过程中，肺水肿病人、慢性呼吸道疾病患者酌情使用低流量出口；脑血管疾病、昏迷患者适用高流量出口。

工作任务

熟悉机载应急医疗设备配备的物品，并学会使用。

任务准备

1. 全班同学分成若干个小组（5 ～ 6 人一组），各小组选拔组长一名，并选取团队名称（表2-6）。

表2-6　学生任务分配表

班级		组号		指导老师	
组长		学号			
组员	姓名	学号	姓名	学号	

2. 查找《大型飞机公共航空运输承运人运行合格审定规则》（CCAR-121）《大型飞机公共航空运输机载应急医疗设备配备和训练》等相关资料。

3. 准备急救箱、应急医疗箱、卫生防疫包及包内物品、手提式氧气瓶。

1. 情景模拟

（1）4月1日，某航空公司航班飞行中，一名女性乘客不慎被自己手中的"一杯热水"烫到了大腿，在乘务员帮助其进行了冷水冲洗后，稍有红肿，需立即为乘客涂抹烫伤药膏。根据情景，请选择急救箱内的药品进行救护。口述箱内物品、药品用途、使用程序。

（2）8月11日，某航空公司航班从克拉玛依飞往西安。平飞时，乘务员发现坐在41K的一男性乘客面色苍白，呼吸困难；男性乘客主诉心脏很痛，报告乘务长广播寻医后，客舱中一名医生乘客赶来帮助。根据情景，请提供应急医疗箱配合医生进行救护。口述应急医疗箱的使用程序和注意事项。

（3）11月20日，某航空公司航班，乘务员发现40A座旅客出现发烧并伴有呕吐症状，报告乘务长后，要求立即按疑似传染病人处置。根据情景，请组成三人小组启动卫生防疫包，使用防疫包时，做好分工。乘务长（组长）负责读使用说明书，并做好信息联络和现场记录工作；一名乘务员负责操作，另一名乘务员负责传递物品。

2. 问题讨论

（1）机上急救箱至少配备有哪些物品和药品？哪些人可以使用？

_____

_____

_____

_____

（2）什么条件下旅客可以服用应急医疗箱中的药品？

_____

_____

_____

_____

（3）卫生防疫包里配备有哪些药品和物品？有哪些使用指征？

_____

_____

_____

_____

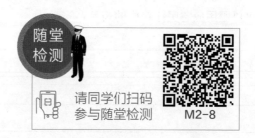

任务评价

任务评价主要从同学们的学习态度、资料准备情况，各小组成员沟通协作，机载应急医疗设备使用方法、使用程序，情境表演等几个方面进行评价，详细内容见表2-7。

表2-7 《熟悉机载应急医疗设备的使用》工作任务评价表

班级		姓名		分值/分	得分
评价项目	评定标准				
学习态度	学习态度认真，积极主动，方法多样			10	
职业素养	热爱空中乘务工作，体现较强的敬业精神，有较强的服务理念和服务意识，有良好的职业习惯			10	
协调能力	与小组成员、同学之间能合作交流，协调工作			10	
急救箱	能正确认识急救箱内物品，并熟知箱内物品的用途、使用程序			15	
应急医疗箱	能正确认识应急医疗箱内物品，并熟知箱内物品的用途、使用程序			15	
卫生防疫包	能正确穿戴个人防护用品，配置消毒液，按照使用程序规范操作			15	
手提式氧气瓶	熟知氧气瓶的结构，并能规范操作使用			15	
工作完整	情境表演完整，能按时完成任务			10	
合计				100	
综合评价	自评（20%）	小组互评（30%）	教师评价（50%）	综合得分	

随堂检测

请同学们扫码
参与随堂检测   M2-8

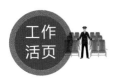
工作
活页

| 班级： | | 姓名： | 学号： | 成绩： |

任务名称		
课前准备	资源准备	
	器材准备	
	小组准备	
实施过程	工作要点	
注意事项		
总结反思		

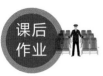

课后
作业

班级：　　　　　　姓名：　　　　　　学号：　　　　　　成绩：

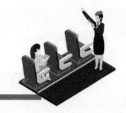

项目三

心肺复苏

项目导读

没有比死亡更糟糕的结果了。持续不断的呼吸和心跳是维持我们生命的基础，但在某些疾病状态下，常常会发生呼吸、心跳的停止，大脑细胞对缺血、缺氧最为敏感。在飞机的特殊环境条件下，对机上旅客突发疾病、面临猝死危险的紧急救护中，通过心肺复苏术抢救呼吸心搏骤停的旅客就显得尤为紧迫和重要。因此，空中乘务员通过对心肺复苏的学习和操作实践训练，掌握在黄金救护时间内对旅客进行紧急救护的技能，对于能够为伤病员提供有可能进一步治疗的时间与机会有着重大的意义。

学习目标

 能力目标

（1）能正确识别、判断伤病旅客的意识、呼吸、脉搏。
（2）能正确实施成人、儿童、婴儿的心肺复苏。
（3）能熟练掌握胸外心脏按压的标准及高质量心肺复苏的技术。
（4）能掌握自动体外除颤器的使用指征和操作方法。

 知识目标

（1）了解机上实施心肺复苏对抢救心搏骤停者的实际意义。
（2）了解"生存链"的概念。
（3）熟悉心肺复苏的基础知识。
（4）熟练掌握基本生命支持的顺序。
（5）熟悉心肺复苏的操作方法及不同年龄复苏特点。
（6）熟悉心肺复苏成功与失败的指征。

 思政目标

（1）牢记安全是民航事业的生命线，牢固树立安全第一思想，坚决确保航空安全。引导学生学习专业知识，锤炼业务技能，养成强烈的责任意识，具备沉着冷静、严谨细致的工作作风，进一步凝聚奋进合力，确保航空运行绝对安全。
（2）筑牢思想根基，强化安全意识培养。树立空乘人员将旅客生命放在首位的使命和责任、"安全隐患零容忍"的理念，确保在民航服务实践工作中固化于心、外化于形，为民航高质量发展不懈奋斗。

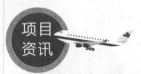

M3-1
心肺复苏基础知识

一、心肺复苏基础知识

（一）什么是心肺复苏

心肺复苏（Cardio-Pulmonary Resuscitation，CPR），既是专业的急救医学，也是现代救护的核心内容，是最重要的急救知识技能。它是指通过胸外心脏按压和人工呼吸抢救心脏停搏病人生命的一系列急救措施。

心脏停搏，是指患者心脏有效泵血功能突然丧失，导致血液循环停止，全身各个脏器的血液供应完全中断，如不及时恢复心搏，患者可发生临床死亡。CPR通过徒手按压、应用辅助设备及药物维持患者人工循环、呼吸和纠正心律失常，从而挽救患者的生命。

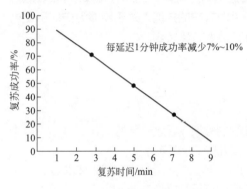

图 3-1　急救成功与时间的关系图

（二）实施心肺复苏的紧迫性

众所周知，人体内是没有氧气储备的。正常的呼吸将氧送至川流不息的血液循环进而到达全身各处。心跳呼吸的突然停止，使得全身重要脏器发生缺血缺氧，尤其是大脑。因此，呼吸心搏骤停后的4min称为急救的"黄金4分钟"。4min之内开始心肺复苏，存活率为50%左右，错过最佳抢救时间即使有幸生还，脑细胞也会不可逆性受损。每延迟1分钟，抢救成功率下降7%～10%（图3-1），所以心肺复苏是越早进行越好。

（三）终止心肺复苏的时间

何时终止心肺复苏是一个涉及医疗、社会、道德等诸方面的问题。不论什么情况下，终止CPR的决定权应在医生或由医生组成的抢救组首席医生手中。医生必须清楚地了解伤病员的情况，反复评估呼吸循环体征。这其中主要包括进行CPR已有多长时间、除颤的次数及效果、原发病、心搏骤停前状态等情况。现在国际上已经有一个明确的规定，包括高级生命支持在内的有效连续抢救超过30min以上，伤病员仍未出现自主循环，施救者已经精疲力竭，则可以停止复苏。但是，在某些情况下也可适当延长CPR，如伤病员身体基本状况较好，猝死的原因属于意外事故如触电、溺水，尤其是溺入冰水中。

二、心肺复苏"生存链"

（一）什么是心肺复苏"生存链"

危及生命的急症、伤害等，从发病一开始到获得有效的医学处理，存在着一系列有规律的步骤。美国心脏协会（AHA）1992年将这个抢救序列用"生存链"来描述，此后该定义很快被社会、专家和公众接受。"生存链"是针对现代生活区域、生活模式提出的由以现场"第一目击者"为开始，至专业急救人员到达进行抢救的一系列救治活动组成的"链"。"生存链"普及、实施得越广泛，危急病人获救的成功率就越高。

心肺复苏"生存链"是指发生心搏骤停时，维持病人生命的 5 个环节（图 3-2）。

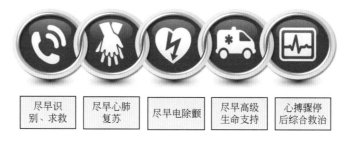

图 3-2　院外心肺复苏"生存链"

（二）心肺复苏"生存链"的 5 个环节

1. 第一环节：尽早识别、求救

第一环节为尽早发现和识别心搏骤停的征兆，如胸痛、气短等心脏性猝死的征兆。这个环节包括对患者发病时最初的症状进行识别，鼓励患者自己意识到危急情况，及时呼叫机上乘务人员，向急救系统求救。

2. 第二环节：尽早心肺复苏

第二环节是现场乘务人员发现心搏骤停者后应立即开始心肺复苏，如在专业急救人员到达前，救护员就已开始心肺复苏，生存率会成倍增加。现场人员对婴儿和儿童的心肺复苏的意义更大。

3. 第三环节：尽早电除颤

第三个环节是尽早电除颤。自动体外除颤器（AED），对提高院外心搏骤停者的生存机会起关键作用。AED 方便使用、操作简单，可自动分析患者的心律，一旦发现需要除颤，便自动开始充电，然后通知救护人员按下键钮进行电除颤。电除颤后救护员立即进行 2min 心肺复苏，AED 会再次自动评价患者心律情况。

4. 第四环节：尽早高级生命支持

尽早获得高级生命支持是另一个关键环节。一般需由 2 人以上组成的院前急救小组对心搏骤停者提供更有效的生命支持。

5. 第五环节：心搏骤停后综合救治

第五环节即使已出现自主循环恢复，仍要强调多学科综合优化救治，从心搏骤停识别开始，经 CPR 后一系列救治，直至患者存活出院。

对应急救护而言，第一、二环节非常重要和关键。未经培训的现场人员，可以在电话指导下直接做单纯胸外心脏按压；受过急救培训且飞机上配备有 AED 的救护员可使用 AED 在现场实施电除颤。后两个环节由专业急救人员或在医院内进行。

三、基本生命支持

基本生命支持是一系列复苏操作，包括对心跳、呼吸停止的判断，向急救系统（EMSS）

求救，实施基本的循环、呼吸支持和电除颤等措施。在 CPR 中所指 A、B、C、D，即 A（airway）——开放气道；B（breathing）——人工呼吸；C（compressions）——循环支持（胸外心脏按压）；D（defibrillator）——电除颤。乘务员应按照 C—A—B 的检查操作原则实施心肺复苏程序，但如果获得除颤仪，应尽快提供除颤。

具体操作分以下 6 步进行：

（1）判断意识和呼吸［若无则进行步骤（2）］。

（2）立即呼救（飞机上立即报告乘务长和机长，广播寻找医生参加抢救，必要时联系地面，紧急备降；若在地面上立即拨打或呼唤来人拨打 120。如有，尽快取来除颤器）。

（3）救护体位（仰卧位，松解衣物）。

（4）人工循环（胸外心脏按压 30 次）。

（5）开放气道（仰头举颏法、托颌法）。

（6）人工呼吸（向气道内吹气 2 次，同时观察病人有无自主呼吸）。

在医务人员到场接替前，坚持循环操作（做 30 次胸外按压和 2 次人工呼吸）。机上心肺复苏由于受环境、物品及人力的限制，只能进行基本的生命支持抢救。

任务 5
成人心肺复苏

工作任务

12月1日，某航空公司，空客 A330 飞机搭载 200 名旅客，在飞机进入 10000m 高度巡航状态时，前舱一名老年男性乘客额头冒冷汗，告诉乘务员感到全身不适想去卫生间，老人进入卫生间后，开始呕吐。乘务组立即启动机上急救程序，但情况非常糟糕，老人血压持续下降，呈叹息式呼吸，并有瞳孔涣散迹象。根据示例，请给该旅客实施心肺复苏术。

任务分析

复苏抢救的早期一般不必强调病因鉴别，不论何种病因，抢救过程基本相同。为避免现场急救的盲目性，提高抢救效率，明确分工，强化空乘人员技能，故将成人心肺复苏术分为 3 个子任务，分别为成人心肺复苏操作技术、自动体外除颤器（AED）的使用、双人 CPR。

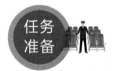

任务准备

全班同学分成若干个小组（5～6人一组），各小组选拔组长 1 名，并选取团队名称（表 3-1）。

表 3-1 学生任务分配表

班级			组号		指导老师	
组长			学号			
组员	姓名	学号		姓名	学号	

任务实施

一、成人心肺复苏操作技术

（一）确认环境安全，做好自我防护

迅速检查现场周围环境是否安全（如遇气流颠簸），并做好自我防护措施，如戴上一次性医用手套、呼吸膜或单向活瓣嘴对嘴复苏面罩等。

（二）判断意识、呼吸

第一步判断意识：遵循轻拍重唤原则。乘务员双手轻拍患者双肩，在两耳旁呼叫："喂！先生，先生（女士），您怎么啦？"如无反应即可判断为意识丧失（图3-3）。

第二步判断呼吸：如果伤病乘客无意识应立即检查有无呼吸。如伤病乘客为俯卧位先将其翻转为仰卧位再检查呼吸，保持伤病乘客呼吸道通畅，采用"听""看""感觉"的方法判断（图3-4）。

实施人员应在非常短暂的时间内，迅速判断病人有无反应、呼吸及循环体征，评价时间不要超过10s。如心跳、呼吸停止，立即行心肺复苏，并记录抢救开始时间。

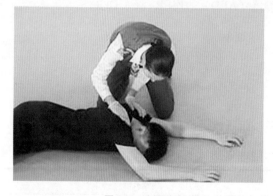

图3-3 判断意识

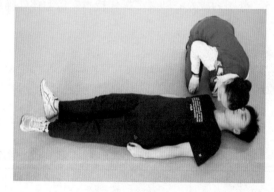

图3-4 判断呼吸

（三）立即呼救

发现伤病乘客无意识、无呼吸（或叹息样呼吸）。作为乘务员应保持镇静，通知最近的乘务员或就近的乘客，广播找医生请求帮助。

机组成员在第一时间成立救援小组，乘务长将这一紧急情况报告给机长，机长通过卫星电话将情形上报公司，并让乘务组随时报告发病乘客的病情转变。紧急情况下机长有权联系地面并决定在哪里进行迫降。

乘务长重新分配其他乘务员的工作职责：1名乘务员对照相关手册对发病乘客进行救援；1名乘务员辅助救援；1名乘务员拿取急救医疗设备；其他乘务员安抚乘客并疏通过道及周围旅客，保持过道的通畅，并随时记录发病乘客的身体状况和乘务员所采取的应急措施。如有乘客自称为医生，乘务员确认其身份证件无误后，才能让医生参与救援。

（四）救护体位

由于客舱过道过于狭窄，因此把呼吸心搏骤停且没有颈椎损伤的伤病乘客搬运至最近的服务舱内，为保证按压质量，把患者平放在平坦无异物的地板上并将其迅速摆放为仰卧位（心肺复苏体位），为保持呼吸道通畅，不要在颈下垫枕头，尽早进行心肺复苏。不能确定病人是否有颈椎损伤时切忌随意移动病人，以免造成二次伤害。有颈部外伤者需翻身时，为防止颈椎损伤，另一人应保持病人头颈部与身体在同一轴线翻转，做好头颈部的固定。

心肺复苏体位仰卧位操作方法如下。

① 乘务员在实施心肺复苏技术时，根据现场具体情况，选择位于病人一侧，将两腿自然分开与肩同宽［图 3-5（a）］。

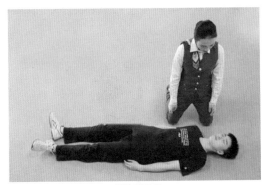

(a) 救护员体位

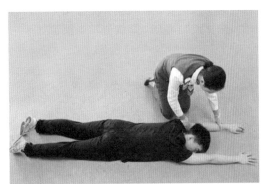

(b) 双上肢向头部方向伸直

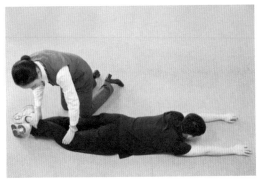

(c) 对侧腿放于同侧腿上

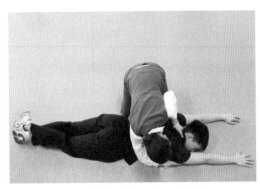

(d) 一手保护头部，一手插入腋下

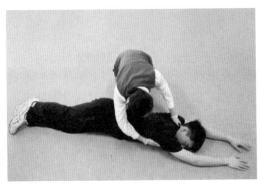

(e) 翻身

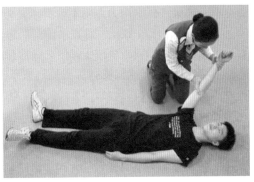

(f) 病人上肢放于身体两侧

图 3-5　心肺复苏体位仰卧位操作方法

② 将病人的头偏向外侧，双上肢向头部方向伸直 [图 3-5（b）]。

③ 将病人远离救护员一侧的小腿放在另一侧腿上，两腿交叉 [图 3-5（c）]。

④ 乘务员一只手托住病人的后头颈部，另一只手插入远离救护员一侧病人的腋下或胯下 [图 3-5（d）]。

⑤ 将病人整体地翻转向救护员侧（保持脊柱中立位）[图 3-5（e）]。

⑥ 病人翻转为仰卧位后，再将病人上肢置于身体两侧 [图 3-5（f）]。

（五）胸外按压

① 确定按压部位：胸部正中，两乳头连线水平（胸骨下半部）处（图 3-6）；当难以准确判断乳头位置时（如体型肥胖、乳头下垂等），可采用滑行法，即一手中指沿患者肋弓下方向上方滑行至两肋弓交会处，食指紧贴中指并拢，另一手的掌根部紧贴于第一只手的食指平放，使掌根横轴与胸骨长轴重合，即胸骨下半部。

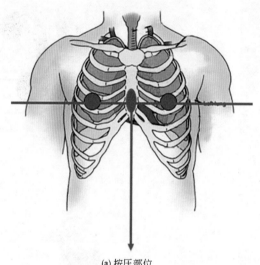
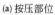

(a) 按压部位

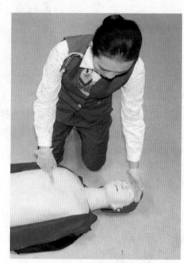

(b) 选择按压部位

图 3-6　确定胸外按压部位

② 一手掌根紧贴在患者胸壁，另一手掌根重叠放在此手背上，双手十指相扣，掌根重叠，掌心翘起（图 3-7）。

③ 肘关节伸直，上半身前倾，上肢呈一直线，双肩位于手上方，以保证每次按压的方向与胸骨垂直。如果按压时用力方向不垂直，就会影响按压效果（图 3-8）。

④ 按压深度：5～6cm。对正常体型的患者，按压胸壁的下陷幅度至少 5cm，为实现有效按压，可根据体型增加或减少按压幅度。最理想的按压效果是可触及颈动脉或股动脉搏动。

⑤ 每次按压后，放松使胸廓回复到按压前位置，血液在此期间可回流到心脏，放松时双手不离开胸壁。连续 30 次按压，按压应保持双手位置固定，也可减少直接压力对胸骨的冲击，以免发生骨折。

⑥ 按压频率：100～120 次 / 分（按压时需双音节大声数出"01，02，03，04，…，30，"30 次的按压时间大约是 15～18s）。

⑦ 按压与放松间隔比为 1∶1，可产生有效的脑和冠状动脉灌注压。按压时尽可能减少按压中断，同时观察病人面色反应。

以下所列为高质量 CPR 的评判标准。

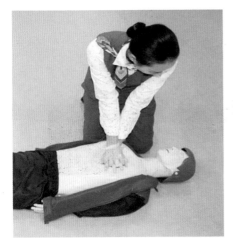

图 3-7　按压手法

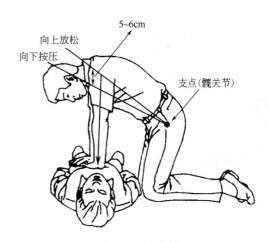

图 3-8　按压姿势

高质量 CPR 的标准

CPR 时为保证组织器官的血流灌注，必须实施有效的胸外按压。有效的胸外按压必须快速、有力。

成人按压频率 100 ～ 120 次 /min
按压深度 5 ～ 6cm
每次按压后胸廓充分回弹，按压与放松比大致相等
尽量避免胸外按压的中断
避免过度通气

（六）开放气道

开放气道是人工吹气前至关重要的一步，其目的是保持呼吸道畅通，从而保障气体自由出入。伤病员在呼吸心搏骤停后，全身肌肉松弛，口腔内的舌肌也因松弛后坠而阻塞呼吸道。采用开放气道的方法，可以使阻塞呼吸道的舌根上提，使呼吸道畅通。

1. 清理口腔异物

① 戴上手套，检查口腔，取出异物（包括血块、假牙、呕吐物）（图 3-9）。

② 将患者头侧向救护员一侧 45°，乘务员用拇指伸入患者的口腔，压住舌面，其余四指呈握拳状，抵住下颌（图 3-10），用另外一只手的食指深入口腔，由患者的上嘴角滑向下嘴角，将异物清除。

③ 如怀疑呼吸道深部还有异物者可实施气道阻塞的急救方法。

④ 使伤员仰卧，松开领口、领带、围巾等，头部置于后仰位，下颌角与耳垂的连线垂直于地面，使用仰头举颏法打开气道，以缓解因舌根后坠而引起的咽腔梗阻。

⑤ 取呼吸膜或单向活瓣嘴对嘴复苏面罩置于伤员口鼻处。

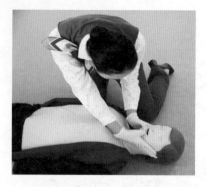

图 3-9　检查有无异物

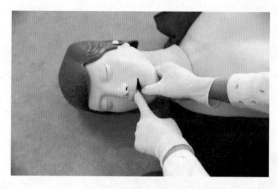

图 3-10　侧头取异物

2. 打开气道的方法

（1）仰头举颏法。乘务员用一手的小鱼际（手掌外侧缘）部位置于病人的前额，另一手食指、中指并拢置于下颏将下颌骨上提，使头后仰，使下颌角与耳垂的连线与地面垂直 90°（图 3-11）。救护员手指不要深压颏下软组织，以免阻塞气道。

（2）托颌法（拉抬颌法）。乘务员将双手分别放置于病人头部两侧，握紧病人下颌角，用力向上托下颌。如病人紧闭双唇，可用拇指把口唇分开。如果需要行口对口呼吸，则将下颌持续上托，用面颊贴紧伤病员的鼻孔。此法适用于怀疑有头、颈部创伤的病人（图 3-12）。

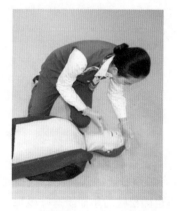

图 3-11　仰头举颏法

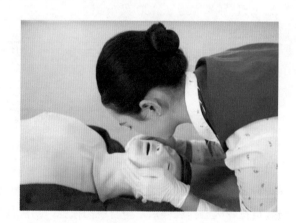

图 3-12　托颌法

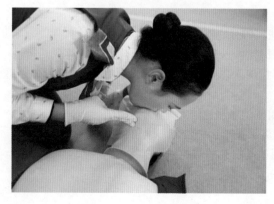

图 3-13　口对口人工呼吸

（七）人工呼吸

一般采用口对口人工呼吸（图 3-13），对牙关紧闭不能张开或口部严重创伤不宜采用口对口人工呼吸的患者，应采取口对鼻、口对呼吸面罩等人工呼吸方式。

① 操作者用拇指、食指紧捏患者的鼻翼，以防气体从鼻孔逸出。

② 吸一口气后，将口唇与患者口唇密合，进行缓慢、均匀、连续的吹气，每次吹气的时间持续 1s，确保通气时可见胸廓隆起。

③ 吹气 1 次后，应松开捏鼻翼的手，侧头观察伤员胸廓复原情况，再进行第 2 次吹气。

人工呼吸吹气频率每分钟 10 ～ 12 次，吹气不可过快或过度用力，推荐吹气量约为 500 ～ 600mL。人工呼吸过程中要注意向病人肺内吹气不能太急、太多，仅需要胸廓略有隆起即可。吹气量过多，形成过度通气，易引起肺泡破裂甚至胃扩张，导致呕吐、误吸或吸入性肺炎；吹气量过少，则通气不足。

（八）循环实施胸外按压和人工呼吸

成人心肺复苏胸外按压与人工呼吸之比为 30∶2；进行 5 组后重新检查呼吸和脉搏，时间约为 10s；如仍未恢复，继续实施 CPR，尽量减少胸外按压的中断。

（九）心肺复苏的有效评定

如乘务员实施 CPR 救护方法正确，又有以下征兆时，表明 CPR 有效。从患者的呼吸、意识、脉搏、面色、瞳孔、血压几个方面来判断。具体征兆如下：

① 神志逐渐清晰；
② 面色、口唇和甲床由苍白、青紫变红润；
③ 恢复可以探知的脉搏搏动，自主呼吸；
④ 瞳孔由大变小、对光反射恢复；
⑤ 眼球能活动，手脚抽动，开始呻吟。

注意：①意识、脉搏、呼吸为重要指征，如 5 个循环后检查 3 项重要指征依旧不存在，后项次检查可无需实施，继续下一组 5 个循环，直到专业人员到达。②有了以上的有效生命指征说明心肺复苏术成功，患者暂时脱离危险。可将患者置于复原体位，每隔数分钟检查一次患者生命体征，一旦再次出现无脉搏、无呼吸的体征，马上继续心肺复苏术实施。

（十）复原体位

心肺复苏复原体位（侧卧位）操作方法如下。
① 乘务员位于伤病员一侧。
② 乘务员将靠近自身的伤病员手臂肘关节屈曲置于头部侧方［图 3-14（a）］，将伤病员远侧手臂弯曲置于其胸前［图 3-14（b）］。
③ 把伤病员远离救护员一侧的膝关节弯曲［图 3-14（c）］。
④ 乘务员用一只手扶住伤病员肩部，另一手扶住伤病员的膝部，轻轻将伤病员侧卧［图 3-14（d）］。

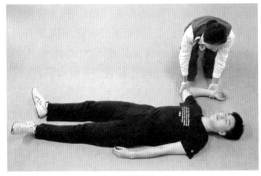 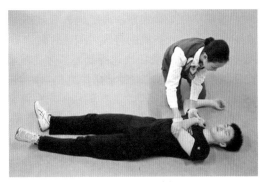

(a) 上肢屈肘外展　　　　(b) 上臂屈曲置于肩部

图 3-14

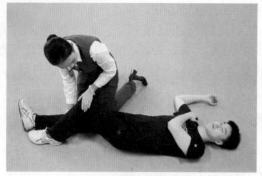
(c) 对侧膝部屈曲

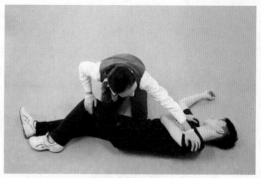
(d) 翻转成侧卧位

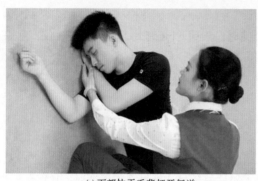
(e) 面部枕于手背打开气道

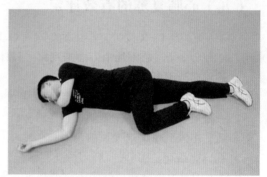
(f) 调整下肢成复原体位

图 3-14　心肺复苏复原体位（侧卧位）操作方法

⑤ 将伤病员上方的手置于面颊下方，防止面部朝下，打开气道 [图 3-14（e）]。

⑥ 将伤病员弯曲的腿置于伸直腿的前方 [图 3-14（f）]。

发现伤员头部外伤，则使其处于水平卧位，头部稍稍抬起；如面色发红，则取头高脚低位；面色发紫，取头低脚高位。在飞机备降时，应对伤病旅客进行固定，防止二次损伤的发生。

M3-2
成人心肺复苏
操作技术

二、自动体外除颤器的使用

（一）除颤与自动体外除颤

心搏骤停最常见的原因是心室颤动（Ventricular Fibrillation，VF）。心室颤动，简称室颤，是一种严重的室性心律失常，心脏失去有效的排血功能。无论是进行胸外心脏按压，还是采取其他措施，都只能延长室颤的持续时间，暂时为重要脏器供血、供氧，而无法终止室颤，恢复有效灌注心律。因此，在现场快速终止室颤才是挽救生命根本的方法，这就是除颤。自动体外除颤器（AED）是一种便携式、易于操作且稍加培训即能熟练使用的专为现场急救设计的急救设备（图3-15）。早期电除颤对救治心搏骤停的伤病旅客至关重要。

室颤后每延迟电除颤 1min，其死亡率会增加 7% ～ 10%。我国已实施"公共普及电除颤（Public Access Defibrillation，PAD）"计划，很多飞机上已配备有 AED。美国国会在 1998 年通过了《航空医疗救助法案》，该法案要求美国商业航空公司为每架飞机配备一个 AED（自动体外除颤器）和 EMK（紧急医疗包）。2004 年 4 月 12 日，美国联邦航空局（FAA）规定，所有大型客机都必须配备 AED，因此，我国的航空公司飞往美国的班机上都配有 AED。

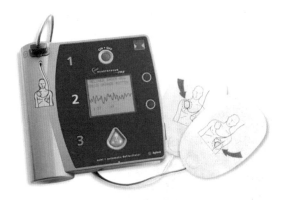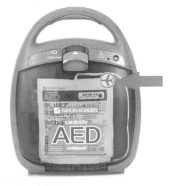

图 3-15 自动体外除颤器

（二）自动体外除颤器的操作流程

① 打开电源开关，按语音提示操作。

② AED 电极片安置部位：电极片的安放关系到除颤的效果，心尖部电极应安放在左腋前线之后第五肋间处，另一片电极放置在胸骨右缘、锁骨之下（图 3-16）。婴儿及儿童使用 AED 时应采取具有特殊电极片的 AED，安放电极片的部位可在左腋前线之后第五肋间处及胸骨右缘锁骨之下，也可在胸前正中及背后左肩胛处。

③ 救护员语言示意周围人都不要接触患者，等待 AED 分析心律，判断是否需要电除颤。

④ 救护员得到除颤信息后，等待 AED 充电，确定所有人员未接触患者，准备除颤。

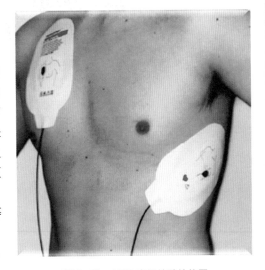

图 3-16 AED 电极片贴放位置

⑤ 按 "SHOCK" 键进行电击除颤。

⑥ 除颤后继续实施 CPR 2min，AED 再次自动分析心律。

⑦ 如果 AED 提示不需要电击除颤，应立即实施 CPR。

⑧ 如此反复操作，直至患者恢复心搏和自主呼吸，或者专业急救人员到达。

M3-3
AED 的使用

三、双人心肺复苏操作技术

双人实施 CPR，在救护过程中，需要互相配合，协调默契。基本步骤与方法与单人 CPR 方法相同，但有以下几个不同之处。

① 双人 CPR 操作法：乘务员分别跪在伤病员的两侧，一人位于患者胸腰部，另一人位于患者头颈部，保持气道通畅，监测颈动脉搏动，评价按压效果，并进行人工呼吸，按压频率100 ～ 120 次 /min，按压 / 通气比例为 30∶2。

② 进行 CPR 时，跪在胸腰部的负责施行胸外心脏按压，跪在头颈部的负责口对口吹气并兼顾在胸外心脏按压时，检查伤病员颈动脉的搏动，以观察按压是否有效。

③ 吹气必须在胸外按压的力量解除的时间内完成。

④ 互换操作应在检查颈动脉时进行，中断时间不得超过 5 ～ 10s。

机上 CPR 推荐采用"双人抢救、多人轮换"的模式。空勤人员在机上 CPR 培训以及机组人员在 CPR 复训期间，应该明确分工，将有限的人员合理分配到 CPR 的各环节，以避免现场急救的盲目性，提高抢救效率（图 3-17）。

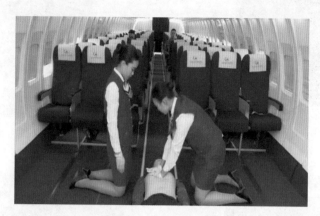

图 3-17　双人心肺复苏（CPR）操作

M3-4

M3-5
机上双人心肺
复苏操作技术

任务评价

成人心肺复苏操作加 AED 操作技能评价详见表 3-2。

表 3-2 成人 CPR+AED 操作技能评分表

班级		姓名		分值/分	得分				
步骤	操作标准								
观察环境 做好自我防护	张开双臂，扫视现场环境，大声说出："现场环境安全，我已做好自我防护。"（评估环境 1 分，自我防护 1 分）			2					
判断意识	双手拍打患者双肩（双腿跪立位置正确 1 分，轻拍双肩 1 分）			2					
	同时对患者大声呼喊："你怎么啦？你怎么啦？"（没有反应）			2					
判断呼吸	用（听、看、感觉）判断有无呼吸或叹息样呼吸，检查至少 5s，但不超过 10s，大声数数 "1001，1002，…，1007"			4					
立即呼救 表明身份	①"乘务员快来啊！这里有人晕倒了！" ②"我是乘务员，请××呼叫其他乘务员，并广播寻医。" ③"××请拿急救箱和 AED。" ④"××请协助我进行救护。"			4					
胸外心脏按压 人工呼吸	（仰卧位）给予高质量的 CPR（5 个循环）				第一循环	第二循环	第三循环	第四循环	第五循环
	★按压时双手位置正确（双手交叉正确，掌根置于胸部中央、胸骨的下半部 1 分，肘部垂直符合节力原则 1 分，掌根按压 1 分）			9					
	★足够的按压频率：100～120 次/min（按压 30 次用时 15～18s，3 分/循环，超时或不足 15s 均不得分）			9					
	★足够的按压深度：5～6cm（2 分/循环，过深或过浅均不得分）			6					
	★保证胸部完全回弹（按压间歇手掌不离开患者胸部，2 分/循环，回弹不足不得分）			6					
	★尽量减少中断，按压中断不超过 10s（超 1 秒扣 1 分）			9					
	★大声数数："01，02，03，…，30"（1 分/循环，音量不足或中断不得分）			3					
	清理口腔异物，义齿松动应取下，使用仰头举颏法打开气道（2 分/循环，手法不对不得分）			6					
	口对口给予 2 次吹气（吹气时间 1s，观察胸廓是否隆起，避免过度通气，3 分/循环，通气过量或未见胸廓隆起不得分）			9					
AED 操作	考官提示"AED 到达现场"，救护员立即打开 AED 电源（4 分）并贴好电极片（左侧贴于心尖部外下方，右侧贴于右锁骨稍下方）（6 分）			10					
	分析心律（双臂张开遣散周围人群，大声说：请大家离开）			4					

续表

班级		姓名		分值 / 分	得分
步骤		操作标准			
AED 操作		★ AED 提示"建议除颤"时，救护员再次张开双臂遣散周围人群，并大声说："请大家离开"。（4 分）快速按下按钮进行电击（2 分）		6	
		口述"电击后立即给予高质量的 CPR 2min 后，再分析心律"		4	
复苏后处理		检查复苏情况：一只手小鱼际压住伤病员额头，另一只手食指、中指并拢在气管与颈侧肌肉之间沟内触摸其颈动脉搏动，同时用眼睛扫视伤病员的呼吸，时间 5 ～ 10s（2 分）		2	
		口述"复苏成功"，救护员为伤病员整理衣服，同时说出"伤病员呼吸心跳已恢复，摆复原体位，等待专业救援"。（2 分），陪伴安慰伤病员（1 分）		3	
合计				100	
综合评价	自评（20%）	小组互评（30%）	教师评价（50%）	综合得分	

备注：标注★为重点项目需要全部操作规范。

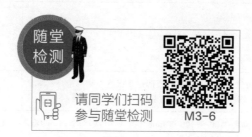

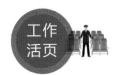

	班级：		姓名：		学号：		成绩：	

任务名称		
课前准备	资源准备	
	器材准备	
	小组准备	
实施过程	工作要点	
注意事项		
总结反思		

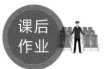

课后
作业

班级：　　　　　姓名：　　　　　学号：　　　　　成绩：

任务 6
儿童和婴儿的心肺复苏

工作任务

某日，由武汉飞往银川的航班，在起飞不久后却决定返航武汉。返航原因系一名3岁左右儿童突发不适，呼吸骤停。根据示例，请完成该儿童旅客的心肺复苏救护。

任务分析

儿童由于身体结构上的特点，气道较成人狭窄，舌在口腔所占体积相对较大，容易发生气道梗阻和缺氧，因此气道畅通是心肺复苏成功的第一要素。婴儿的头大，枕部凸出，意识不清时更容易因头前屈而阻塞气道；颈短胖，放置合适体位及触摸颈动脉搏动时困难，在进行 CPR 时与儿童要有所区别。按照儿童、婴儿解剖结构特点的不同，分为 2 个子任务（儿童心肺复苏操作技术、婴儿心肺复苏操作技术）。

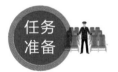

任务准备

全班同学分成若干个小组（5～6人一组），各小组选拔组长1名，并选取团队名称（表3-3）。

表3-3 学生任务分配表

班级		组号		指导老师	
组长		学号			
组员	姓名	学号	姓名	学号	

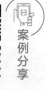

案例分享

M3-7

一、儿童心肺复苏操作技术

（一）操作步骤

① 用手拍打儿童双肩并大声呼唤，判断有无意识；用"听、看、感觉"的方法判断有无呼吸。

② 无意识、无呼吸（或叹息样呼吸），立即启动急救系统。

③ 立即实施CPR。如果只有1人在现场而无法同时呼救时，应先实施1min CPR，再启动急救系统，继续CPR（图3-18）。

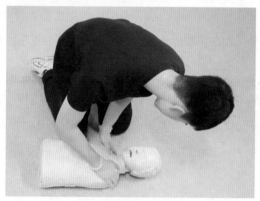

(a) 判断意识

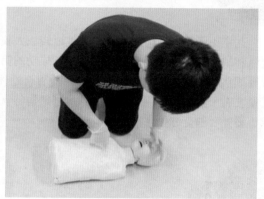

(b) 选择按压部位

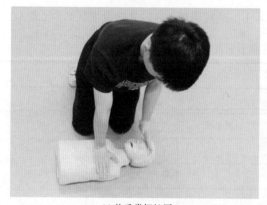

(c) 单手掌根按压

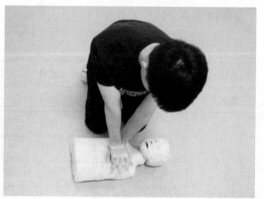

(d) 双手掌根按压

图3-18　儿童心肺复苏操作技术

（二）儿童CPR操作流程

（1）开放气道。观察口腔，如有异物进行清除。采用仰头举颏法打开气道，下颌角及耳垂连线与平卧面约呈60°角（图3-19）。

（2）胸外按压。按压部位与成人相同，为胸部正中、两乳头连线水平，即胸骨下半部。采用单掌或双掌按压，按压频率 100 ～ 120 次 /min，按压深度至少为胸廓前后径的 1/3（约 5cm），每次按压后放松使胸廓完全回复原状。单人施救按压 / 吹气比为 30：2，2 人及以上施救为 15：2。每 5 组 CPR 后评估一次效果。

（3）人工呼吸。可采用口对口、口对面罩或球囊面罩法人工呼吸，每次吹气时间应持续约 1s，连续吹气 2 次，吹气时可见胸廓隆起（图 3-20）。

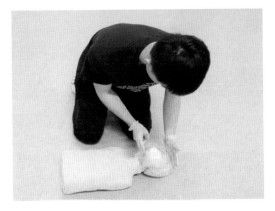

图 3-19　开放气道

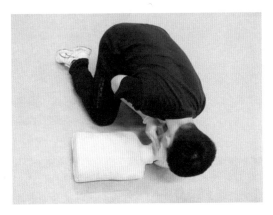

图 3-20　人工呼吸

二、婴儿心肺复苏操作技术

（一）操作步骤

① 用手拍打婴儿足底，判断有无意识；用"听、看、感觉"的方法判断有无呼吸。

② 无意识、无呼吸（或叹息样呼吸），立即启动急救系统。

③ 立即实施 CPR。如果只有 1 人在现场而无法同时呼救时，应先实施 1min CPR，再启动急救系统，继续 CPR（图 3-21）。

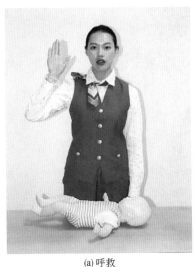

(a) 呼救

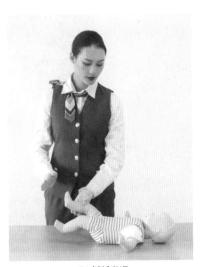

(b) 判断意识

图 3-21

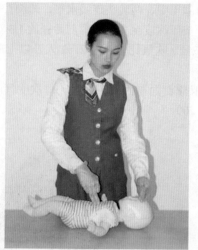
(c) 胸外心脏按压

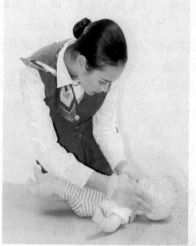
(d) 检察口腔有无异物

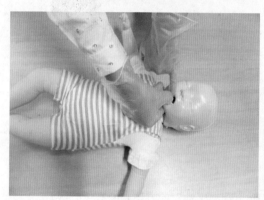
(e) 取口腔异物

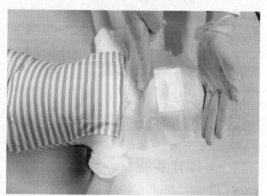
(f) 打开气道

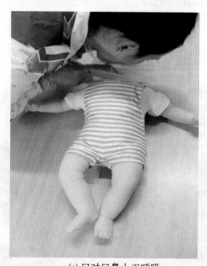
(g) 口对口鼻人工呼吸

图 3-21　婴儿心肺复苏操作技术

（二）婴儿 CPR 操作流程

M3-8
婴儿心肺复苏
操作技术

① 开放气道：观察口腔，如有异物进行清除。采用仰头举颏法打开气道，下颌角及耳垂连线与平卧面约呈 30°角。

② 胸外按压：按压部位为胸部正中、两乳头水平连线下方一横指处，采用双指或双手环抱双拇指按压（只适用于双人施救时），按压频率 100 ～ 120 次 /min，按压深度至少为胸廓前后径的 1/3（约 4cm），每次按压后放松使胸廓完全回复原状。单人施救按压 / 吹气比为 30：2，2 人及以上施救为 15：2。每 5 组 CPR 评估一次效果。

③ 人工呼吸可采用口对口鼻或气囊面罩人工呼吸，通气频率为 12 ～ 20 次 /min，每次通气 1s，可见胸廓起伏。施行 2min CPR 后评估一次复苏效果。

（三）成人、儿童、婴儿 CPR 标准对比

表 3-4 列出了成人、儿童、婴儿实施 CPR 标准的差异，可供对比。

表 3-4　成人、儿童、婴儿 CPR 标准对比

分类项目		成人（青春期以后）	儿童（12 个月～青春期）	婴儿（出生 1 ～ 12 个月）
判断意识		轻拍双肩、呼喊	轻拍双肩、呼喊	拍打足底
检查呼吸		用"听、看、感觉"的方法判断有无呼吸或异常呼吸		
CPR 步骤		C—A—B	A—B—C（此步骤亦适用于淹溺者）	
胸外按压	按压部位	胸部正中、两乳头连线水平（胸骨下半部）		胸部正中、两乳头水平连线下方一横指处
	按压方法	双手掌根重叠	单手掌根或双手掌根重叠	两手指或双手环抱双拇指按压
	按压深度	5 ～ 6cm	至少约胸廓前后径的 1/3（约 5cm）	至少约胸廓前后径的 1/3（约 4cm）
	按压频率	100 ～ 120 次 /min，即最少每 18s 按 30 次，最快每 15s 按 30 次		
	胸廓回弹	每次按压后即完全放松，使胸壁充分恢复原状，使血液流回心脏		
	按压中断	尽量避免中断胸外按压，应把每次中断的时间控制在 10s 以内		
人工呼吸	开放气道	头后仰呈 90°角	头后仰呈 60°角	头后仰呈 30°角
	吹气方式	口对口或口对鼻		口对口鼻
	吹气量	可见胸廓略隆起		
	吹气时间	吹气持续约 1s		
按压 / 吹气比		30：2	单人施救 30：2，2 人及以上施救 15：2	
CPR 效果评估	检查脉搏	检查颈动脉	检查颈动脉或股动脉	检查肱动脉
	检查呼吸	用"听、看、感觉"的方法判断有无呼吸或异常呼吸		

案例分享

M3-9

任务评价

儿童和婴儿心肺复苏操作技能评价详见表 3-5。

表 3-5　儿童和婴儿心肺复苏操作技能评分表

班级		姓名		分值 / 分	得分				
步骤		操作标准							
观察环境做好自我防护	张开双臂，扫视现场环境，大声说出："现场环境安全，我已做好自我防护"（评估环境 2 分，自我防护 2 分）			4					
判断意识	儿童双手拍打患者双肩，判断有无意识；婴儿用手拍打足底，判断有无意识			2					
	同时对患者大声呼喊："×× 你怎么啦？你怎么啦？"（没有反应）			2					
判断呼吸	用（听、看、感觉）判断有无呼吸或叹息样呼吸，检查至少 5s，但不超过 10s，大声数数 "1001, 1002, …, 1007"			4					
紧急呼救表明身份	①"乘务员快来啊，这里有人晕倒了！" ②"我是乘务员，请 ×× 呼叫其他乘务员，并广播寻医。" ③"×× 请拿急救箱和 AED。" ④"×× 请协助我进行救护。"			4					
胸外心脏按压人工呼吸	（仰卧位）给予高质量的 CPR（5 个循环）				第一循环	第二循环	第三循环	第四循环	第五循环
	★儿童：胸部正中、两乳头连线水平，即胸骨下半部（单手或双手）★婴儿：胸部正中、两乳头水平连线下方一横指处（双指或双手环抱双拇指按压）★保持关节伸直，按压时垂直向下			12					
	★足够的按压频率：100 ～ 120 次 / 分（用时 15 ～ 18s，3 分 / 循环，超时或不足 15s 均不得分）			12					
	★足够的按压深度：儿童至少约胸廓前后径的 1/3（约 5cm）★婴儿至少约胸廓前后径的 1/3（约 4cm）（2 分 / 循环，过深或过浅均不得分）			12					
	★保证胸部完全回弹（按压间歇手掌不离开患者胸部，2 分 / 循环，回弹不足不得分）			8					
	★尽量减少中断，按压中断不超过 10s（超 1s 扣 1 分）			9					
	★大声数数："01, 02, 03, …, 30"（1 分 / 循环，音量不足或中断不得分）			5					
	清理口腔异物，使用仰头举颏法打开气道，儿童 60°，婴儿 30°（2 分 / 循环，手法不对不得分）			9					
	给予 2 次吹气：儿童——口对口，婴儿——口对口鼻（吹气时间 1s，观察胸廓是否隆起，避免过度通气，3 分 / 循环，通气过量或未见胸廓隆起不得分）			12					

续表

班级		姓名		分值/分	得分
步骤		操作标准			
复苏后处理	检查复苏情况：一只手小鱼际压住伤病员额头，另一只手食指、中指并拢在气管与颈侧肌肉之间沟内触摸其颈动脉搏动（或股动脉，婴儿摸肱动脉）；同时用眼睛扫视伤病员的呼吸，时间为5～10s（2分）			2	
	口述"复苏成功"，救护员为伤病员整理衣服，同时说出"伤病员呼吸心跳已恢复，摆复原体位，等待专业救援"（2分），陪伴安慰伤病员（1分）			3	
合计				100	
综合评价	自评（20%）	小组互评（30%）	教师评价（50%）	综合得分	

备注：标注★为重点项目需要全部操作规范。

随堂检测　请同学们扫码参与随堂检测　M3-10

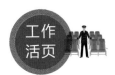

工作
活页

班级：　　　　　　姓名：　　　　　　学号：　　　　　　成绩：

任务名称		
课前准备	资源准备	
	器材准备	
	小组准备	
实施过程	工作要点	
注意事项		
总结反思		

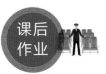

课后
作业

班级：　　　　　姓名：　　　　　学号：　　　　　成绩：

项目四

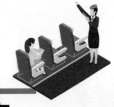

机上常见医疗急症

项目导读

在近万米高空封闭的机舱环境下，较低的机舱内压、氧气量减少、气流颠簸、体内生物钟破坏（飞行时差）以及心理或生理紧张等，都可能成为人们某些疾病的诱因，有可能导致某些疾病症状进一步加重。一旦飞行途中有突发情况，乘务员能够在没有专业医生救治的情况，第一时间开展紧急的初步救护措施，力争维持伤病员生命体征的稳定，保证旅客生命安全，显得尤为重要。

学习目标

📚 能力目标

（1）具备识别气道异物梗阻的特殊表现，实施海姆立克急救法的能力。

（2）能运用所学知识对机上常见急症进行正确判断、采取正确救护措施。

（3）能掌握机上孕妇分娩的临产症状，做好分娩前的准备工作，胎儿娩出阶段的救护，脐带、胎盘的处置及产后的护理。

📄 知识目标

（1）了解常见急症的诱发因素。

（2）熟悉常见急症的种类及不同特点。

（3）熟悉机上常见急症的主要症状及体征。

（4）掌握机上常见急症的急救措施。

（5）掌握机上流产、分娩的主要症状及机上急救要点。

🎯 思政目标

（1）通过学习民航乘务员机上开展旅客突发疾病救护的先进事迹，持续深化服务质量，全心全意为人民服务，不断提升旅客的安全感、幸福感，满足人民群众日益增长的美好航空出行需求。

（2）培养空乘人员责任担当意识，以精湛的专业知识技能为民航服务，牢记民航强国之使命，做到"胸怀祖国，志存高远"，为实现中国民航强国梦而努力奋斗。

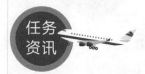

任务 7
机上旅客突发急症的应急处置

任务 资讯

一、呼吸系统急症

（一）气道异物梗阻

气道异物梗阻是由于误将异物吸入呼吸道，形成呼吸道堵塞，引起通气障碍，导致窒息甚至死亡的医学急症。

1. 诱发病因

（1）婴幼儿、儿童多见，因防御咳嗽力弱，反射功能差。

（2）饮食不慎，大多发生在进餐时，因进食急促、过快，尤其在摄入大块的、咀嚼不全的食物时。

（3）醉酒导致血液中酒精浓度升高，使咽喉部肌肉松弛而吞咽失灵，食物团块极易滑入呼吸道。

（4）老年人咳嗽、吞咽功能差，或不慎将假牙或牙托误送入呼吸道。

（5）昏迷或休克病人，因舌根坠落，胃内容物和血液等返流入咽部，也可阻塞呼吸道入口处。

2. 主要临床表现

（1）特殊表现。气道异物梗阻的识别是抢救成功的关键，异物可以引起气道部分或完全梗阻。

由于异物被吸入气道，患者感到极度不适，表现为剧烈呛咳、反射性呕吐、声音嘶哑、呼吸困难、发绀，常常不自主地以一手呈"V"字状紧贴于颈前喉部，苦不堪言（图 4-1）。

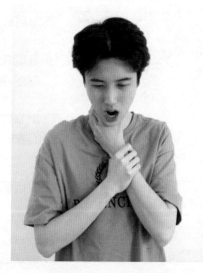

图 4-1 "V"形手势

（2）气道阻塞分型

① 完全性气道异物梗阻：较大的异物堵住喉部、气道处，患者面色灰暗、发绀、不能说话、不能咳嗽、不能呼吸、昏迷倒地、窒息、呼吸停止。如果不能及时解除梗阻，患者将丧失意识，甚至很快死亡。

② 不完全性气道异物梗阻：患者有咳嗽、喘气或咳嗽微弱无力，呼吸困难，张口吸气时可以听到异物冲击性的高鸣音，面色青紫，皮肤、甲床和口腔黏膜发绀。救护员不宜干扰患者自行排除异物的努力，但应守护在患者身旁，并监护患者的情况，如果气道部分梗阻仍不能解除，应迅速启动急救系统。

3. 急救程序

如遇呼吸道异物阻塞的乘客，首先判断意识是否清醒，马上询问患者"是否有异物阻塞？""我能帮您吗？"，同时观察患者咳嗽、说话的情况。此时，意识清醒的患者会点头告知，同意实施急救（图 4-2）。

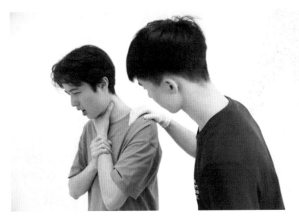

图 4-2　询问患者

（1）自救法

① 自行咳嗽：鼓励患者自主咳嗽，因为自主咳嗽所产生的压力是外界给予压力的 4 倍；不要马上叩击背部、按压胸部和挤压腹部等损伤性治疗，因为有可能导致严重的并发症或导致气道梗阻更严重。

② 腹部冲击法：患者一手握空心拳，用拳头拇指侧（拇指关节凸起处）抵住自己上腹部（脐上两横指远离剑突处），另一手紧握该拳，用力向内、向上作 5 次快速连续冲击，每次冲击动作要明显分开（图 4-3）。

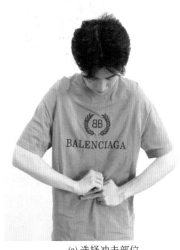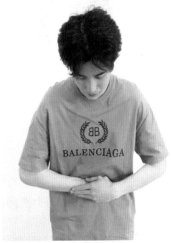

(a) 选择冲击部位　　　　　　　　　　　(b) 腹部冲击

图 4-3　腹部冲击法步骤

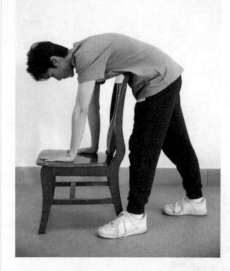

图 4-4　椅背冲击法

③ 上腹部倾压法：患者将上腹部迅速倾压于椅背、桌角、铁杆和其他硬物上，然后做迅猛向前倾压的动作，以造成人工咳嗽，驱出呼吸道异物（图 4-4）。

（2）互救法。互救法分为成人急救法、儿童急救法以及婴儿急救法。

① 成人急救法。成人急救法又可分为背部叩击法、腹部冲击法以及胸部冲击法。

a. 背部叩击法。意识清楚、有严重气道梗阻症状患者可使用该方法。救护员站到患者一边，稍靠近患者身后 [图 4-5（a）]；用一只手支撑胸部，排除异物时让患者前倾，使异物能从口中出来，而不是顺呼吸道下滑。用另一只手的掌根部在两肩胛骨之间进行 5 次大力叩击 [图 4-5（b）]；背部叩击法最多进行 5 次，但如果通过叩击即明显减轻梗阻，不一定每次都要做满 5 次。

b. 腹部冲击法（海姆立克手法）。该方法的原理是手拳冲击腹部时，使腹压升高，横膈抬高，胸腔压力瞬间增高后，迫使肺内空气排出，使其作用于梗阻物，使呼吸道内的梗阻物上移或从口中喷出。

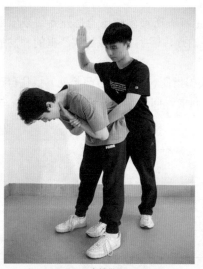
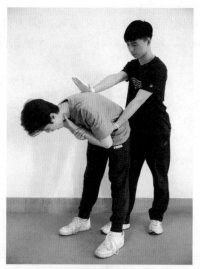

(a) 支撑胸部　　　　　　　　　　　　　　　　(b) 背部叩击

图 4-5　背部叩击法步骤

立位式腹部冲击法。意识尚清楚的患者：可取立位，急救者站在患者的身后，令患者弯腰，头部前倾，用双臂环抱患者腰部，一手握空心拳以拇指侧（拇指关节凸起处）抵住位于腹部正中线脐上方两横指处，且远离剑突，另一手紧握该拳，并用力快速向内、向上冲压 5 次，患者应配合急救者，低头张口，以便异物排出，可重复操作若干次（图 4-6）。

仰卧位腹部冲击法。该方法适用于意识欠清或不清的患者：将患者放置于仰卧位，使头后仰，偏向一侧，开放气道。急救者以双膝夹住患者两髋部，呈骑跨式，或跪于患者一侧，以双膝抵住患者一侧的髋部。急救者用一手掌根部置于患者腹部正中线脐上方两横指处，远离剑突，另一手重叠于上方，双手合力快速、向内向上、有节奏冲击患者的腹部 5 次，可重复操作若干次，检查口腔，如有异物被排出，迅速用手将异物取出。如反复多次冲击异物都无法排出，且检查患者无呼吸和脉搏，应立即实施 CPR 心肺复苏术，从而避免大脑及其他脏器长时间缺血缺氧（图 4-7）。

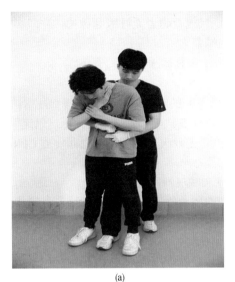 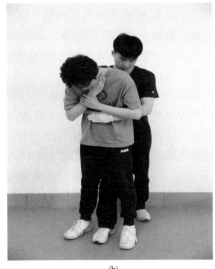

(a)   (b)

图 4-6 立位式腹部冲击法步骤

    c.胸部冲击法。不适宜采用腹部冲击法的伤病员，可进行胸部冲击法。该方法主要适用于过度肥胖的患者或孕妇。

    立式胸部冲击法。意识尚清楚的患者：患者取立位，急救者站于患者背侧，双臂经患者腋下环抱其胸部，一手握空心拳以手拳拇指侧（拇指关节凸起处）抵住患者胸骨中部，注意避开肋骨缘及剑突，另一手紧握该拳，向内向上作 5 次快速连续冲击。重复若干次检查异物是否排出（图 4-8）。

M4-1
海姆立克急救法

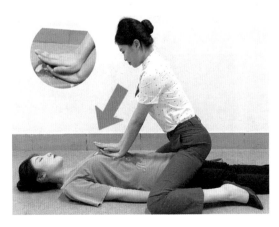

图 4-7 仰卧位腹部冲击法

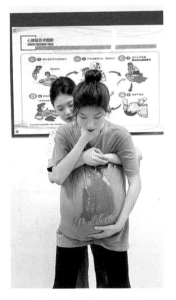

图 4-8 立式胸部冲击法

仰卧位胸部按压法。意识欠清或不清的患者：将患者放置于仰卧位，使头后仰，偏向一侧，开放气道。急救者以双膝夹住患者两髋部，呈骑跨式，或跪于患者一侧，以双膝抵住患者一侧的髋部。胸部挤压的部位与CPR中心脏按压部位基本相同，急救者双手掌根重叠，双手合力快速向内向上有节奏冲击患者的胸部5次，可重复操作若干次，检查口腔，如有异物被排出，迅速用手将异物取出，如反复多次冲击异物都无法排出，且检查患者无呼吸和脉搏，立即实施CPR心肺复苏术，从而避免大脑及其他脏器，长时间缺血缺氧。

②儿童急救法。儿童急救法又可分为背部叩击法和腹部冲击法。

a.儿童背部叩击法同成人急救法。

b.儿童腹部冲击法：儿童（1岁以上～12岁以下）的呼吸道异物阻塞腹部冲击法与成人基本相同，但要控制挤压的力量；用单手操作。重复操作5次，如有异物被排出，迅速用手将异物取出。如反复多次冲击异物都无法排出，且检查患者无呼吸和脉搏，应立即实施CPR心肺复苏术，从而避免大脑及其他脏器长时间缺血缺氧。

③婴儿急救法。婴儿急救法可分为背部叩击法和胸部冲击法。

a.背部叩击法：急救者将婴儿的身体放置于一侧的前臂上，同时手掌将后头颈部固定，头部低于躯干。用一手固定婴儿的下颌角，并使婴儿头部轻度后仰，打开气道。两前臂将婴儿固定，翻转为俯卧位，头低于身体。保持头向下，俯卧的体位，利用重力帮助移除异物。救护员采取坐或跪的姿势，使婴儿安全地躺在腿上。用另一手掌根部快速拍击患儿两肩胛骨之间的背部5次（图4-9）。

b.胸部冲击法：适用于意识清醒，伴严重气道梗阻症状，5次背部叩击法仍未能解除气道梗阻的婴儿。

两手及前臂将婴儿固定，翻转为仰卧位，找到冲击按压部位，快速冲击性按压婴儿两乳头连线中点5次（图4-10），检查检查口腔，如有异物被排出，迅速用手将异物取出（图4-11）。可交替反复进行背部叩击和胸部冲击直至异物排出，如异物还无法排出，且检查患者无呼吸和脉搏，应立即实施CPR，从而避免大脑及其他脏器长时间缺氧。注意：除非看得见，不要用手指掏婴儿的嘴巴。

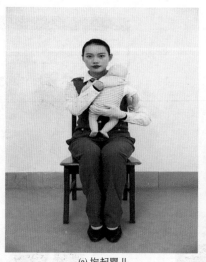
(a) 抱起婴儿

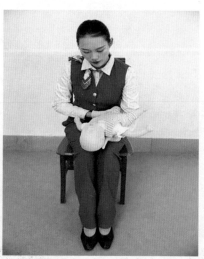
(b) 仰卧于手臂上

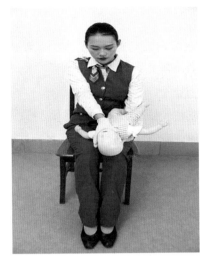

(c) 保护头颈部翻身

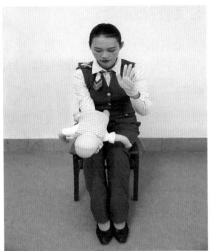

(d) 固定下颌角

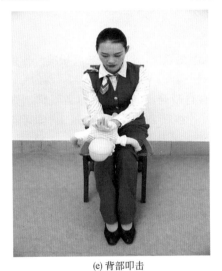

(e) 背部叩击

图 4-9　应用于婴儿急救的背部叩击法

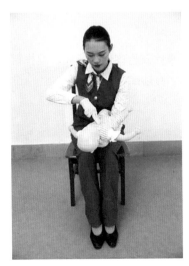

图 4-10　胸部冲击

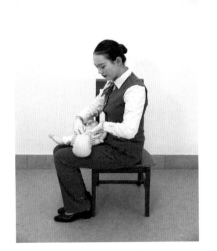

图 4-11　取异物

M4-2
婴儿气道异物
梗阻急救法

案例分享

M4-3

109

（二）支气管哮喘

支气管哮喘是气道的一种慢性、炎性、过敏性疾病，表现为反复发作性喘息、气促、胸闷、咳嗽等症状。多数病患在年幼或青年时发病，好发于冬春季节。

1. 诱发病因

可询问病史，患者多有反复发作史或致敏原接触史。接触过敏原、呼吸道感染、化学物质刺激、缺氧、气压改变等可诱发，如化学纤维的涤纶棉、腈纶、鸭绒滑雪衫或动物毛皮制成的衣服都会引起哮喘，毛毯或地毯有可能也是致病原因。

2. 主要临床表现

（1）呼吸困难。主要表现为呼气费力，伴有胸闷、心慌、窒息感。
（2）被动体位。病人常被迫坐直并使身体前倾，以帮助呼吸。
（3）哮鸣音。病人或周围的人可听到哮鸣音，但哮喘严重发作时，哮鸣音不明。
（4）发作前眼睛、鼻腔常会发痒，有流泪、打喷嚏和干咳等前驱症状。

3. 机上急救要点

（1）给病人及时吸氧（吸入湿化氧气，以改善缺氧状况，使痰液变稀薄）。
（2）帮助病人调整体位，安慰病人。
（3）询问病史，了解是否有自带药，如用病人自备气雾剂则起效较快，按压气雾器阀门 2 次吸入，往往在吸入后 2 ～ 5min 内即可起到平喘效果。手控和吸入同步进行。
（4）如果经处理后未缓解，广播寻找医生，报告机长，与地面联系。
（5）如出现呼吸停止，应立即进行人工呼吸。

M4-4

（三）过度换气综合征

过度换气综合征，是急性焦虑引起的生理、心理反应。发作的时候患者会感到心跳加速、心悸、出汗，因为感觉不到呼吸而加快呼吸，导致二氧化碳不断被排出而浓度过低，引起次发性的呼吸性碱中毒等症状。过度呼吸就是呼吸过度，引起呼吸性碱中毒，造成手脚麻木，严重时四肢可以抽搐。

1. 诱发病因

精神性过度通气是常见诱因，但一般都不严重。这类病人多有焦虑及癔症性格倾向，发作常有过度紧张、恐惧等情绪因素。严重者可以有头晕、感觉异常，偶尔有抽搐。

2. 主要临床表现

（1）明显的呼吸频率过快和呼吸深度过深。
（2）头晕、视物模糊。
（3）手、脚、嘴唇麻木和发抖。
（4）肌肉僵硬、痉挛，常发生在手部、腿部。
（5）失去平衡。
（6）晕厥，可能意识丧失。

3. 机上急救要点

（1）此症一般不需要送医院治疗，可让病人平卧，安静休息。

（2）通过高声讲话，让病人有意识地放慢呼吸的速率，并告诉其控制呼吸的方法，减慢呼吸并不时屏气。

（3）为病人提供清洁袋，罩在口鼻处进行呼吸。

（4）如果病人坚持认为需要氧气并且不能安静下来，则给氧气面罩，但不要开启氧气。

案例分享

M4-5

注意：如果不能确认是换气过度还是呼吸系统疾病，则给予氧气，因为氧气不会加重病情。

（四）呼吸综合征

呼吸系统疾病是人们所熟悉的病种之一，包括诸如感冒、咳嗽、气管炎、支气管哮喘等多为常见病和多发病。呼吸系统疾病发生在人体呼吸道（包括鼻、咽、喉，气管、支气管和肺部器官），以咳、痰、喘、炎为其共同的特点，而炎症则是疾病的起因，咳、痰、喘是继发的症状。

1. 诱发病因

呼吸系统疾病常见与感染、过敏、环境污染、粉尘、有毒气体等有关。

2. 主要临床表现

费力呼吸，经常带有迟缓的喘息吸气声、伴有咳痰或咳血。

3. 机上急救要点

（1）询问病史，通常从病人过去的病史中了解症状以确定属哪种疾病。

（2）用现成专用药物帮助病人。

（3）保持呼吸道通畅。

（4）可以供氧，并且有必要长时间连续供氧。

（5）广播找医生。

（6）注意观察生命体征。

案例分享

M4-6

二、循环系统急症

（一）心绞痛

心绞痛是一种由于冠状动脉供血不足，心肌急剧的、暂时缺血缺氧所引起的以发作性胸痛或胸部不适为主要表现的临床综合征。

1. 诱发病因

（1）多见于40岁以上的人群，男性较为多见。

（2）旅途过于劳累，如出行需照顾小孩、提较重的行李等，休息不好。

（3）客舱中密闭的环境、空调温度过低、寒冷刺激、气压的改变等。

（4）旅途中情绪激动、饱食、受寒、遭遇阴雨天气等。

（5）急性循环衰竭为常见的诱因。除冠状动脉粥样硬化外，本病还可由主动脉瓣狭窄或关闭不全、心肌炎、冠状动脉畸形等引起。

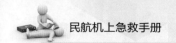

2.主要临床表现

乘客在心绞痛发作时,一般会有以下表现。

(1)发作时,乘客往往不自觉地停止原来的活动,蜷缩背部,手捂胸口。

(2)乘客自诉,心前区或胸骨后有紧闷感和压榨感,似乎有石头压在胸口,但没有具体的痛点,每次疼痛持续约数分钟(一般不超过 15min)。

(3)疼痛可放射至颈部、后背、左肩臂,可达无名指、小指。

(4)一般开始症状较轻,随后变得难以忍受;疼痛剧烈时,大汗淋漓,脸色青紫,情绪紧张,表现出焦虑面容。

(5)常伴有窒息、濒死感。

3.机上急救要点

(1)让病人立即停止一切活动,原地休息,帮助患者松开紧身衣物,安排相邻旅客到其他位置。

(2)安慰患者,消除其紧张情绪,询问病史,了解是否有自带药,如果没有请求空乘人员帮助。

(3)广播寻医,报告机长。

(4)用现成专用的药物帮助病人,可舌下含服硝酸甘油片或麝香保心丸,但此类药物均为处方药,使用时必须在医生指导下进行,如旅客自己坚持使用,可要求病人在《应急医疗设备和药品使用知情同意书》中签名确认。

(5)尽快吸氧,氧流量 2 ～ 4L/min。

(6)观察重要体征(迅速发现症状是让病人获得生存机会的重要因素,因为急性心肌梗死可能会导致心脏停止跳动)。

(7)在不过热的情况下保暖。

(8)为休克病人急救。

M4-7

(二)心肌梗死

急性心肌梗死是由于心脏冠状动脉突然堵塞造成急性心肌缺血,导致心肌坏死。它是冠心病中最严重的的一种类型,可引起心功能急剧下降、心律失常,甚至猝死,对高空飞行的冠心病旅客生命造成潜在的威胁。

1.诱发病因

最常见的诱发病因包括管腔内血栓、冠状动脉粥样硬化、休克、脱水、出血、重体力劳动、情绪过分激动等。

2.主要临床表现

(1)突然发作的胸骨后或心前区剧烈的压榨性疼痛,并向左臂、颈背部及上腹部放射,疼痛持续 30min 以上。

(2)大汗淋漓、恶心、呕吐、腹胀、面色苍白或发绀、脉搏弱而快。

(3)血压下降,呼吸困难。

(4)经休息或舌下含服硝酸甘油片无效。表现为烦躁不安,呈现痛苦面容。

3.机上急救要点

(1)急性心肌梗死的就地抢救在治疗中占重要地位。

（2）保持绝对安静，平卧、禁止搬动；同时予以语言安抚，缓解其紧张，焦虑的情绪。

（3）立即吸氧，2～4L/min，如有呼吸困难、咳嗽、发绀、烦躁等心力衰竭状况，可将吸氧流量升高至8～10L/min。

（4）立即嚼服阿司匹林300mg（拜阿司匹林肠溶片3片或阿司匹林肠溶片12片）、替格瑞洛180mg（2片）；舌下含服麝香保心丸或速效救心丸2粒；口服他汀类药（瑞舒伐他汀、阿托伐他汀或辛伐他汀）2片。

（5）广播寻医。并立即通知到达站做好急救工作。

（6）如呼吸、心跳停止则应迅速采取心肺复苏术。

M4-8

（三）经济舱综合征

经济舱综合征，通常是指在乘坐飞机旅行中，因为在狭小的空间没有活动，血液在重力的作用下，淤积在下肢静脉中，形成血栓，随后进入心脏等器官引起的一种病症。严重的话可以致命。

1.诱发病因

引起经济舱综合征的主要原因是远距离的飞行，客舱空间相对狭小，进出不方便；旅客不得不长时间保持腿部低垂的位置，如果睡着了，更是一动不动、滴水不进，再加上高空中干燥闷热的环境，极易增加下肢静脉血栓发生的风险。

2.主要临床表现

（1）初期大腿及小腿部位发红、肿胀及发痛。臀部以下肿胀，下肢、腹股沟及患侧腹壁表浅静脉怒张，皮肤温度升高等。

（2）严重时下肢血栓可移动至肺血管，引起肺栓塞，出现呼吸困难、胸痛等，严重者猝死。

3.机上急救要点

（1）平卧、抬高患肢。

（2）询问病情，安抚、缓解紧张情绪。

（3）明确诊断后，可口服阿司匹林等药物。

（4）密切观察生命体征，如发现呼吸停止，立刻实施CPR。

（5）注意病情的变化，如发现肺栓塞应密切监护。

M4-9

（四）高血压危象

高血压危象是指高血压患者在短期内血压明显升高［通常血压>24.0/16.0kPa（180/120mmHg）］，并出现头痛、烦躁、心悸、多汗、恶心、呕吐、面色苍白或潮红、视物模糊等征象。

1.诱发病因

高血压病是我国当今社会的一种常见病和慢性病，尤其好发于老年人、工作生活节奏快的人群。

（1）外因。飞机不同于其他交通工具，其特有的交通方式将对乘客的血液循环、血压产生影响。其中包括飞机的快速升空、降落，以及空中气流波动、飞机颠簸都会导致人体交感神经兴奋、血压波动；同时飞机所处的海拔高度，客舱内低气压、低氧浓度、较窄的活动空间等因素，都会使人体产生不适感，进而影响血压。

（2）内因。内因在诱发高血压危象中发挥了重要的作用。高血压病人群多为老年人，各脏器、系统功能减退，调节机能下降，对外环境变化或应激适应能力下降，所以当周围环境快速变化，尤其是部分人群担心飞行安全、睡眠差伴有焦虑、急躁等情绪波动，或者飞行过程中发生晕机有呕吐等情况时，机体不能完全、快速适应，从而诱发原高血压病急性加重。

2. 主要临床表现

（1）突然性血压升高，舒张压往往会超过 130mmHg，甚至会更高。

（2）可能出现头晕、头痛、恶心、呕吐、视线模糊，甚至抽搐或昏迷。

（3）出现半身感觉障碍，一侧肢体活动失灵，一侧面部、唇、舌麻木，失语、流口水、说话困难，视物不清，喝水呛咳等。

（4）出现阵发性腹部绞痛等。

（5）可能会有烦躁不安、口干、多汗、心悸、气短、手足震颤、尿频等现象。

3. 机上急救要点

（1）即刻测量血压病确定血压的准确性，根据病情重复对比。

（2）询问病史，安抚，使病人保持镇静；了解是否有自带药，如果没有空乘人员可提供帮助。

（3）广播寻医，报告机长。

（4）必要时可口服镇静药物。

（5）吸氧。

（6）严密观察效果并监测病情发展。

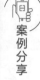

M4-10

三、神经精神系统急症

（一）脑卒中

脑卒中又称为中风，是由于脑局部血液循环障碍所导致的神经功能缺损综合征，是引起中老年死亡的主要原因之一。

1. 诱发病因

（1）好发于 50 岁以上的中老年人。

（2）情绪激动和过度疲劳可使血压升高，血液黏稠度改变，由此造成血管薄弱处的破裂或损伤以致引发脑出血或血栓形成。

（3）寒冷或炎热等外部环境的刺激使血液黏稠度改变，血管收缩，易发生卒中。

（4）血压升高（高血压）可导致卒中。

（5）先天性的，如脑血管畸形、动脉瘤、血液病等。

2. 主要临床表现

（1）突发一侧面部或上下肢麻木，严重者可伴有肢体乏力、步态不稳和摔倒。

（2）常有一侧肢体偏瘫，伴有吐字不清或不能言语。

（3）意识障碍，轻者烦躁不安、意识模糊，严重者可呈昏迷状态。

（4）头痛和呕吐多发生在出血性脑卒中患者中，头痛剧烈程度与病情及疾病种类有关，蛛网膜下腔出血导致的头痛最为剧烈，常伴有喷射性呕吐。

（5）根据病灶的不同，瞳孔表现可有差异，如瞳孔不等大，则要考虑脑疝形成。

3. 机上急救要点

（1）让病人去枕平卧，帮助患者松开紧身衣物，昏迷病人应将其头偏向一侧以保持呼吸道通畅，以防呕吐物误吸造成窒息。

（2）对摔倒在地的病人，应就近移至易于处置、宽敞的座位上，移动病人时固定住其头部，使头与身体保持水平位，检查有无外伤。

（3）广播找医生，汇报机长。

（4）尽快让患者吸氧，如患者意识不清，禁止喂食、喂水。

（5）密切观察患者生命体征变化，如病灶累及呼吸中枢可出现呼吸不规则或呼吸停止，如出现呼吸、心跳停止，立即施行心肺复苏。

M4-11

（二）癫痫

癫痫是大脑神经元异常放电，导致发作性短暂性脑功能失调的综合征。由于脑部病变及放电起始部位不同，癫痫发作的临床表现非常复杂，但最常见及最容易识别的是全面强直—阵挛发作，也叫癫痫大发作，民间也叫"抽风"或"羊角风"。

1. 诱发病因

癫痫不是一种单一的疾病，而是由很多复杂病因引起的一组临床症状。癫痫常见的病因有脑外伤、卒中（脑出血或脑梗死）、脑肿瘤、中毒等，这些病因均可能对正常脑皮质造成损害，引发异常放电。但仍有很多癫痫发病并无明确的病因，可能与遗传、发育等因素有关。

值得注意的是，有上述病因，并非意味着一定会发生癫痫。癫痫的发生常有一些诱发因素，如过量饮酒、情绪激动、光刺激（灯光忽明忽灭）、倒时差、缺氧等。这些诱因使脑皮质组织的兴奋性增加，从而增加癫痫发生的风险。

2. 主要临床表现

癫痫可分为部分性发作和全面性发作，具体表现如下。

（1）突然出现似羊叫的尖叫声。

（2）意识丧失，肌肉僵硬，随后全身抽动，立位时常常会摔倒在地。

（3）面色青紫，瞳孔散大，口吐白沫或流口水。

（4）通常持续数分钟。

（5）发作期间，病人可能会停止呼吸，咬自己的舌头，大小便失禁。

（6）反复频繁发作 30min 以上者，是一种危险的急症，应立即就医。

另外，还有不同原因引起的癫痫小发作，因表现形式各异而易被忽视，在空勤人员中应特别引起注意和重视。对怀疑有此病者，应做全面检查，严防空中突然失能的发生。

3. 机上急救要点

（1）发作开始时，应立即扶病人侧卧，防止病人摔倒、碰伤。

（2）发作时，不要用力按压病人肢体，不要试图在病人的上下牙齿之间放置任何东西。

（3）保护好病人使其不受外伤，抽搐时解开安全带，松开病人领带、衣扣等，移走其周围的锐利物品，并在其周围垫上枕头。

（4）如果病人呕吐，应将病例人头侧向一侧，使唾液和呕吐物尽量流出口外。

（5）在抽搐结束之后，检查生命体征。

（6）让病人保持休息，如需要的话，则给予吸氧。

（7）提供安静环境而保护病人不受困扰。

（8）小儿惊厥类癫痫发作，以高热引起的多见，这时应尽快把体温降下来，以免再次发生惊厥。

（9）及时广播寻求医生乘客的帮助，并报告机长。

注意：症状往往是随着时间的推移而逐渐减弱的。如果症状持续 5min 以上应立即请求备降，将病人送往医院。

案例分享

M4-12

（三）休克

休克是机体受到各种致病因子的强烈侵袭导致有效循环血量急剧减少，使全身组织器官、微循环灌注不良，引起组织代谢紊乱和器官功能障碍为特征的临床综合征。严重者可导致死亡，所以必须给予及时抢救。

1. 诱发病因

休克是一个自发过程，经常由突然液体丢失如失血、严重损伤、感染、过敏、心肌梗死、肺栓塞等引起，主要影响周围血液循环。

（1）心源性休克。心源性休克是由于各种心脏疾病导致的心功能障碍，心脏泵出的血液不能满足机体组织器官的需要而出现的休克，常见于急性心肌梗死、严重心律失常等。

（2）感染性休克。感染性休克又称为脓毒性休克，它是指病原微生物及其毒素侵入机体导致全身炎症反应综合征，并且持续发展为循环功能衰竭。

（3）低血容量性休克。低血容量性休克是因失血或体液大量丢失导致循环血量急剧减少，最终导致组织器官血液灌注不足而出现休克，常见于创伤、出血、烧伤、剧烈呕吐或腹泻等，急性失血量超过总血量的 30% 即可引起休克。

（4）过敏性休克。过敏性休克是一种严重的全身过敏反应，是因过敏原进入机体后引发变态反应，导致血管收缩和舒张功能障碍，回心血量减少，血液供应不能满足机体需要。

（5）神经源性休克。神经源性休克是由于血管神经调节障碍，引起血管扩张，导致周围阻力降低，有效血容量骤减所致的休克，常见于精神突然受到刺激、剧烈疼痛、高位脊髓损伤或麻醉时。

2. 主要临床表现

（1）自感头昏不适或精神紧张，严重者烦躁不安，易激惹或神志淡漠，嗜睡甚至昏迷。

（2）呼吸浅、快。

（3）脉搏细、弱，血压降低，成人收缩压低于 90mmHg。

（4）面色及皮肤苍白，口唇及肢端发绀，四肢湿冷，有时伴有大汗。

（5）目光呆滞无光，甚至意识丧失；行为混乱。

3. 机上急救要点

（1）把患者置于头低脚高或适合于其病情的体位，观察生命体征。

（2）保持呼吸道通畅，尤其是休克伴昏迷者，应将患者下颌抬起，同时头偏向一侧。

（3）尽可能使其舒适。

（4）保暖。

（5）吸氧。

（6）报告乘务长和机长，实行全航程监护。

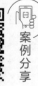

案例分享

M4-13

（四）晕厥

晕厥是由于脑部一时性供血不足而引起的短暂意识丧失状态。晕厥是指各种原因导致一过性脑供血不足引起的意识障碍，数秒或数分钟内意识短暂丧失，四肢无力，机体各种反应能力降低，平卧后意识可很快恢复，随着意识恢复其行为能力、定向能力也恢复。

1. 诱发病因

多数是由于久立不动或久蹲、站立排尿、过度疲劳、剧痛、受惊、恐惧、过度悲伤、出血或血糖过低等情况下发生，主要包括以下 4 类。

（1）心源性晕厥。由各种心脏疾病引起。如心动过缓、心搏骤停、Q-T 间期延长综合征、心脏瓣膜病、冠心病、心肌梗死、左心房黏液瘤、原发性肺动脉高压症、肺动脉栓塞等。

（2）脑源性晕厥。此为高血压脑病、各种严重的脑血管闭塞性疾病引起的全脑供血不足、短暂性脑缺血发作等。

（3）反射性晕厥。该类晕厥包括血管减压性晕厥、颈动脉窦性晕厥、排尿性晕厥、咳嗽性晕厥、舌咽神经痛性晕厥等。

（4）其他晕厥。其他晕厥如体位性晕厥、哭泣性晕厥（是一种情感性反应）、过度换气综合征、低血糖性晕厥、严重贫血性晕厥等。

2. 主要临床表现

（1）头晕，眼前发黑。

（2）全身虚弱乏力，皮肤湿冷。

（3）突然跌倒，很快失去知觉。

（4）脉搏细弱，或快或慢，浅呼吸。

（5）出冷汗，手足变凉。

（6）低血糖者可伴有饥饿感，若病情进一步发展，可进入晕厥期，患者意识丧失为主要表现。

3. 机上急救要点

（1）把病人平卧，置于头低脚高体位，松开紧身衣物，保持呼吸道畅通；观察生命体征。

（2）询问病人病史，了解是否与心脏病、心脑血管病或糖尿病史有关，是否有过类似发作。

（3）对额头进行冷敷，用手掐病人的人中穴、合谷穴等，促使其苏醒。

（4）尽快让病人吸氧。

（5）如果病人有呼吸和心跳，用清醒剂放在病人鼻下使其清醒。

（6）当病人恢复知觉后，给其提供温糖水或热饮料。

（7）观察生命体征。

M4-14

注意：如果病人失去知觉较长，乘务员则立即通知机长，并考虑其他的严重情况，须向地面请求备降。

（五）癔症

癔症即在某种情绪的影响下或某些事情发生后，患者突然出现发疯、认知障碍，甚至瘫痪。

1. 诱发病因

癔症作为现在十分常见的一种精神疾病，导致癔症的原因是多种多样的，其中情绪压力大是导致癔症最常见的原因。

2. 主要临床表现

或笑或哭；神经性坐立不安；极其激动；动作反常。

3. 机上急救要点

（1）尽可能快地让其撤离飞机。

（2）在脸部或颈部使用冷毛巾冷敷。

（3）与其缓慢交谈，控制情绪，使其保持镇静。

（4）密切观察，发现异常行为举止时及时予以控制。

M4-15

四、消化系统急症

（一）急性腹泻

腹泻是消化系统常见的病症，主要表现为排便次数增多、排稀便，伴有或不伴有腹痛。

1. 诱发病因

急性腹泻的发生是由于胃肠道受到各种原因刺激、收缩蠕动过快，以及肠道因为炎症刺激，肠黏膜分泌过多而导致吸收障碍所引起。急性腹泻常见病因包括以下几方面。

（1）进食了不洁食物导致的急性胃肠炎。

（2）特殊病原体导致的急性感染，如霍乱、伤寒等。

（3）肠道慢性炎症性疾病，如溃疡性结肠炎、肠结核等。

（4）肠道肿瘤。

（5）肠易激综合征。

（6）消化道以外的其他系统的疾病，如甲状腺疾病、风湿免疫性疾病等。

2. 主要临床表现

主要表现为腹痛、腹泻、恶心、呕吐；严重者可有发热、脱水、酸中毒症状，甚至休克。

3. 机上急救要点

（1）如果不幸在飞机上发生腹泻，要多喝液体饮品，如盐糖水或其他淡茶水。

（2）要吃一点东西补充能量。以清淡为主，避免油腻或含高脂肪的食物。特别是小孩，可以食用些米汤、米饭、面包等。

（3）可以服用止泻药物，包括黄连素、匹维溴铵、蒙脱石散等。

（4）伴发热、恶心呕吐及腹泻的腹痛病人，须座位隔离，单独收集病人接触过的物品密封，落地后交卫生防疫部门。

M4-16

（5）及时报告机长及有关防疫部门。

（6）限制病人只使用其用过的厕所，其他旅客使用另外的厕所。

（二）高空肠胃胀气

高空机舱内气压的减低会引起体内气体膨胀、胃肠胀气，导致食欲下降、便秘或腹泻等胃肠功能紊乱症状。

1. 诱发病因

特别是当飞机上升到 5000m 以上的高空时，胃肠道的气体明显增加，就会产生胃肠胀气、打嗝、腹痛、放屁、恶心、呕吐等不舒服的感觉；另外，某些食物也可以引起胃肠胀气；有些疾病也可引起胃肠胀气，如肠梗阻、急性胃扩张等。

2. 主要临床表现

不伴有其他表现的单纯性、较轻的腹部绞痛。

3. 机上急救要点

（1）鼓励患者适当按摩腹部或站立走动。

（2）禁止饮用产气的饮料。

（3）口服山楂等促排气零食。

（4）鼓励患者排气，排空大便。

M4-17

（三）急腹症

急腹症是指累及腹腔内脏器的一组急性病症，常以腹痛为主要表现，特点是起病急、变化多、进展快、病情重、需要紧急处理。

1. 诱发病因

急腹症病因复杂，包括由细菌感染引起的各种脏器的炎症，外伤或其他疾病所致的脏器破裂或穿孔、血管病变等。常见的急腹症包括：急性阑尾炎、溃疡病急性穿孔、急性肠梗阻、急性胆道感染及胆石症、急性胰腺炎、腹部外伤、血管栓塞、破裂，嵌顿疝、泌尿系结石及异位妊娠、子宫破裂等。

2. 主要临床表现

（1）急腹症需考虑的病症

① 急性胃肠炎。有不洁饮食史，脐周、上腹或全腹痛，阵发性疼痛，伴恶心、呕吐、腹泻。

② 急性胆囊炎。胆囊结石是引起胆囊炎最常见的原因。腹痛位于右上腹部，为阵发性绞痛，伴右肩部放射痛，可伴恶心、发热。

③ 急性阑尾炎。腹痛发生在上腹或脐周，逐渐转移到右下腹部，伴有恶心、轻度发热。

④ 急性胃、十二指肠溃疡穿孔。患者一般有胃、十二指肠溃疡病史，腹痛开始于上腹部，很快遍及全腹部，疼痛呈刀割样，可伴有休克。

⑤ 急性胰腺炎。常见于暴饮暴食后，腹痛位置在上腹部正中或偏左，呈现持续性疼痛，向腰背部放射，伴有恶心、呕吐或休克。

⑥ 急性胃扩张。常发生在暴饮暴食后 1 ~ 2h；突发上腹部或脐周持续性胀痛伴呕吐；腹部膨隆，叩呈鼓音；无腹肌紧张及肠鸣音亢进。

⑦ 泌尿系结石。突然发病，可有反复发作的病史，腰部绞痛，进而向外阴部放射，伴恶心、呕吐，体温不高。

⑧ 宫外孕破裂。有停经史，腹痛以下腹部为主，持续性加重。

⑨ 急性心肌梗死。患者多为 40 岁以上，起病急骤，上腹部呈剧烈的持续性疼痛但压痛不明显，剧烈胸闷及呼吸困难，常伴有出汗、恶心、呕吐、腹胀和呃逆；无明显腹肌紧张；可伴心律失常、低血压、休克；心电图特征性改变。

⑩ 主动脉夹层。多为 40 岁以上男性，多有高血压及动脉硬化史；急骤起病；腹部撕裂样持续性剧痛，常沿主动脉向上或向下蔓延；出现休克表现但有时血压并不降低；双上肢血压及脉搏可不一致。

（2）需考虑返航的典型症状。如果是单纯性、一般程度的腹痛，可以休息观察一段时间。如果急性腹痛伴发下列情况，则说明病情比较急、重，需要考虑返航，尽快到医院就医。

① 持续且严重的腹痛，或痛得不能忍受，有倒地打滚或无法站立、大汗淋漓等情况。

② 腹痛伴有剧烈的呕吐、呕血、便血或阴道出血。

③ 腹痛伴发高热。

④ 腹痛伴有腹膜刺激症状，表现为腹肌紧张（硬如板状），压之甚痛（压痛），突然放开的一刹那更痛（反跳痛），乘客常取侧卧屈膝姿势以减轻腹痛。

⑤ 乘客出现出冷汗、四肢湿冷，面色苍白、发绀，脉搏快而细弱、意识模糊等低血压症状。

3. 机上急救要点

（1）首先应仔细地询问病史和体检，对患者应分清轻重缓急进行诊断和治疗。

（2）对有腹膜刺激征（腹部压痛、腹肌紧张、反跳痛）时应立即通知机组应急备降、应急治疗。

（3）先考虑常见病，后考虑少见病。

（4）诊断未明确前，不要使用止痛剂和麻醉药。

（5）禁食、禁饮。

（6）广播寻找医生乘客，观察病情变化。

（7）保持安静、让患者尽量采取卧位或侧卧位休息，使腹肌放松。

（8）如出现呕吐，要防止呕吐物被吸入呼吸道、保持呼吸道通畅。

（9）及时报告机长，与地面取得联系，有时可能计划外降落。

M4-18

五、泌尿系统急症

（一）肾绞痛

肾绞痛是由于某种病因引起肾盂、输尿管管腔的急性梗阻，从而导致肾盂、输尿管平滑肌痉挛、牵张，引起腰部及输尿管走行区的突发剧烈疼痛，同时伴有恶心、呕吐、血尿等症状。

1. 诱发病因

肾绞痛大多数由泌尿系结石导致。患有肾结石的旅客在飞机上放置行李或飞机颠簸等剧烈活动时，都有可能导致肾脏或输尿管内结石发生移位、嵌顿，从而引起急性肾绞痛。

2. 主要临床表现

（1）疼痛。急性肾绞痛的典型表现为腰部或上腹部疼痛，剧烈难忍，大汗淋漓，阵发性发作，同时沿输尿管走行区放射至同侧腹股沟、股内侧、男性阴囊或女性大阴唇等部位。

（2）血尿。结石移动时划破尿路上皮引起，可表现为肉眼血尿，也可表现为镜下血尿。

（3）恶心、呕吐。因肾脏和胃肠有共同的内脏神经支配，故可同时出现恶心、呕吐等症状。

（4）高热、寒战、尿液混浊。如结石合并感染，还可出现感染相关的发热等症状。

3. 机上急救要点

（1）按病人舒适的体位休息，安抚，缓解紧张情绪。

（2）询问病情，尽量排除其他急腹症情况。

（3）广播寻找医生，报告机长。

（4）镇静止痛，可给予止痛类药物。

（5）注意监测病情变化。

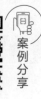

M4-19

（二）尿潴留

尿潴留是指膀胱内充满尿液而不能自行排出。乘客多表现为下腹部胀满感、下腹部隆起、有尿意，但无法排出，或仅能排出少量尿液。按其病史、特点，分急性尿潴留和慢性尿潴留两类。

1. 诱发病因

尿潴留多见于前列腺增生、尿道损伤和狭窄、神经源性膀胱、脊髓或颅脑损伤、糖尿病，以及各类手术或麻醉后膀胱结石下移嵌顿于尿道等。

（1）对于机上环境，最常见的是患有前列腺增生的老年男性乘客，因为乘机环境变化或乘机时较紧张而导致的急性发作。

（2）机上环境可能会诱发妊娠妇女因为胎儿压迫或紧张等原因，导致急性尿潴留发生；尚有部分乘客因为乘机前或登机后服用了如阿托品、溴丙胺太林（普鲁本辛）、东莨菪碱、山莨菪碱等松弛平滑肌的药物偶尔可引起尿潴留。

2. 主要临床表现

（1）急性尿潴留发病急骤，下腹部明显隆起，膀胱内充满尿液不能排出，胀痛难忍，辗转不安，有时从尿道溢出部分尿液，但并不能减轻下腹部疼痛，且下腹部仍可见隆起。

（2）体格检查时，可见下腹部圆球形隆起，轻度按压，患者有腹胀感，且尿意加重。

（3）慢性尿潴留多表现为排尿不畅、尿频，常有尿不尽感，有时有尿失禁。

3. 机上急救要点

（1）休息，安抚，缓解紧张情绪。

（2）询问病史。

（3）诱导排尿、热敷、按压等。

（4）广播寻找医生，如机上有专业乘客医生可实施导尿术。

（5）及时报告机长，与地面取得联系，有时可能计划外降落。

M4-20

六、其他机上常见急症

（一）糖尿病急症

糖尿病是因胰岛素分泌绝对或相对不足以及靶组织对胰岛素敏感性降低，引起糖、蛋白质、脂肪、水和电解质代谢等一系列紊乱为主的全身性疾病，主要表现为多饮、多尿、多食和消瘦（"三多一少"）。糖尿病急症主要有糖尿病酮症酸中毒、高血糖高渗状态、低血糖症等。

1. 诱发病因

糖尿病患者在治疗期间用降糖药超量时或过分限制饮食容易出现低血糖情况，主要有高血糖高渗状态、低血糖症。在最初乘务员很难进行鉴别。但一旦出现以下临床症状就要引起注意，如得不到及时治疗，可引起昏迷、休克，甚至死亡。

2. 主要临床表现

（1）高血糖高渗状态

① 严重高血糖，尿糖强阳性。糖尿病症状明显加重，烦渴、多饮、多尿、乏力加重。

② 严重脱水（严重病例失水可达体重的15%）或休克，表现为皮肤干燥、弹性降低、眼眶凹陷、眼压降低、口唇干燥、脉搏细速、血压下降。

③ 如神经系统呈进行性神志障碍，可表现为嗜睡、反应迟钝、定向障碍，以致昏迷；肢体活动不利，反射亢进或消失时，可怀疑高血糖高渗状态性昏迷。

④ 如出现厌食、呕吐、烦躁不安、口唇干裂、呼吸深大、血压下降、口中有烂苹果味，个别病人还出现腹痛时，可怀疑糖尿病酮症酸中毒。

（2）低血糖症。低血糖症的临床表现缺乏特异性，个体间差异很大，可归纳为以下两方面：

① 低血糖反应的早期症状为无力、饥饿、眼花、出冷汗、皮肤苍白、心悸、兴奋、手抖、神经过敏、头痛、颤抖等类似交感神经兴奋的症状；

② 进一步发展为抑郁、注意力不集中、嗜睡、缺乏判断和自制力、健忘，也可有偏瘫、共济失调、心动过速、复视、感觉异常，严重者可惊厥和昏迷。

3. 机上急救要点

（1）为预防低血糖反应，一般患者会在每餐餐前半小时皮下注射胰岛素，如患者是在机上注射的，注射后乘务员要注意观察。

（2）一旦出现低血糖反应及时处理，首先使病人平卧、给氧。

（3）及时广播找医生。

（4）给予高糖饮料。

（5）对于神志清醒的病人，可以给一杯含有糖的饮料、急救药物或糖果，等 15min 后如果没有改善，则重复之。

（6）对于神志不清醒的病人，要避免给予液体，缓慢地在患者口内放 2～3 包砂糖，等 15min 如果没有改善，则重复之。

（7）观察重要体征。

注意：当患者昏迷，原因不明时，可先给予补糖。当患者清醒时再询问病史，判断是高血糖还是低血糖来决定是否给糖。高血糖症是逐渐演变的，它可能在一个较长的时间内没有症状，但低血糖症通常是具有突发和威胁生命的典型症状，如饥饿、头痛、焦虑、震颤、精神病行为、意识丧失、痉挛等。所以识别血糖最重要，必须迅速治疗。

M4-21

（二）急性酒精中毒

急性酒精中毒是指由于短时间摄入大量酒精或含酒精饮料后出现的中枢神经系统功能紊乱状态。

1. 诱发病因

诱发病因主要指一次性大量饮入含有酒精的饮料而造成的急性酒精中毒，俗称醉酒。

2. 主要临床表现

（1）有一次性大量饮入含有酒精的饮料史。

（2）呼气或呕吐物有酒精气味。

（3）部分或完全失去意识。

（4）脸红、脉搏跳动强烈。

（5）行为神志不清，讲话含糊，协调功能下降，恶心，呕吐。

（6）兴奋期其间，面色潮红或苍白、眼球结膜充血、眩晕、兴奋多语，可有呕吐及上消化道出血。

（7）共济失调期其间，步态不稳、动作笨拙、语无伦次、言语含糊不清。

（8）昏睡期其间，皮肤湿冷、口唇微紫、心率快、呼吸缓慢，可有大、小便失禁、瞳孔散大、昏睡、惊厥或昏迷，甚至可因呼吸、循环衰竭而死亡。

3. 机上急救要点

（1）不允许再喝酒，轻症无需治疗，但要注意保暖让其休息。

（2）提防呕吐或抽搐，呕吐时防止呕吐物误入呼吸道。

（3）可提供无酒精的饮料。建议不要进食含咖啡因的饮食。

（4）鼓励进食，特别是高蛋白食品，如花生仁等。

（5）鼓励睡觉。

（6）观察重要体征。

M4-22

健康小贴士

按照有关规定，醉酒旅客不得乘坐民航客机主要是为旅客自身的安全考虑。首先，酒后乘机对乘机者健康不利，酒后高空飞行易突发心脑血管疾病；其次，醉酒旅客行为失常，不易控制自己的行为，对客舱其他旅客的安全构成隐患。所以，旅客如果准备坐飞机出行，应慎饮酒。如果旅客在登机前已经喝了很多酒，请联系机场医务处，医生将检查该旅客是否适合登机，或者采取解酒措施。

（三）毒品反应

毒品作用于人体，使人体产生适应性改变，形成在药物作用下的新的平衡状态。一旦停掉药物，生理功能就会发生紊乱，出现一系列严重反应，称为戒断反应，也就是毒瘾发作。

1. 诱发病因

传统毒品以吗啡、海洛因、杜冷丁多见，毒瘾发作时以戒断症状为主。最常见的反应为打哈欠、流鼻涕、精神萎靡、心慌、出汗、畏寒眩晕、食欲差、恶心、呕吐、腹痛。新型毒品以K粉、冰毒多见，毒瘾发作时以精神症状为主。最常见的反应为精神、行为的异常改变，包括被害妄想、幻听、自残、情绪恶劣、易激动等。

2. 主要临床表现

（1）失去协调。

（2）瞳孔大小异常，幻觉，饥饿。

（3）对疼痛和敏感性减少。

（4）昏迷、恶心。

（5）总体神经过敏。

（6）初为心跳加快，呼吸急促，后呼吸虚弱。

（7）流泪，流鼻涕。

3. 机上急救要点

（1）检查重要体征。

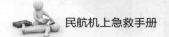

（2）防备呼吸停止，呕吐和 / 或抽搐。

（3）不要诱发呕吐。

（4）如必要的话，给氧。

（5）与病人交谈，以得到对方的信任并帮助其保持意识清楚。

（6）询问病人的病史。

（7）请不要给含咖啡因的饮料，咖啡因可引起人体兴奋、心跳加快等，也就是说从某种角度来讲会加重病情。

（8）为休克病人提供急救。

（9）观察重要体征。

（10）必要时可给予镇静类药物。

（四）中暑

中暑是指由于人体处于热环境中导致体温调节功能紊乱所致的一组临床症候群。

1. 诱发病因

在高热环境中时间过长或自身肥胖、年老、产妇、甲亢功能亢进、应用某些药物或汗腺功能障碍更容易引发中暑。

2. 主要临床表现

（1）体温高。

（2）皮肤热、红、干燥。

（3）呼吸、脉搏紊乱。

（4）可能抽搐。

（5）意识丧失。

3. 机上急救要点

（1）让病人冷却下来，具体措施包括用冷水擦赤裸的皮肤和 / 或在腋下、踝关节和颈部进行冷敷，用微风吹，多喝些含盐分的清凉饮料。

（2）如有必要时提供氧气。

（3）观察重要体征。

（4）为休克病人提供急救。

案例分享

M4-23

（五）低温症

低温症是指人体深部（直肠、食管、鼓室）温度低于35℃的状态；如果体温降到32℃以下，人体器官将无法正常代谢和工作。临床表现与体温降低程度有关，可出现面色灰白、皮肤温度降低、嗜睡、意识障碍等表现。

1. 诱发病因

冷水或冰水淹溺、长时间暴露于寒冷环境而保暖不充分、营养热量不足等。

2. 主要临床表现

发抖、麻木、虚弱、头晕；昏昏欲睡和神志迷乱、判断力和视力受到影响、呼吸和脉搏迟缓、皮肤温度降低、失去知觉、体温明显下降。

3. 机上急救要点

（1）脱掉湿衣服，并换上干燥的衣服；用毛毯把病人包起来，防冷、防风吹、防雨淋。

（2）通过紧紧地靠着病人或在其躯干、腋下和腹股沟进行热敷来缓慢地温暖身体。

（3）如果病人受惊的话，慢慢地喂以热的液体。

（4）让病人休息好。

（5）如有必要，给予氧气。

（6）为休克病人提供急救。

七、航空飞行导致的医学急症

（一）晕机

晕机病是由于飞机飞行时所产生的颠簸、摇摆或旋转等任何形式的加速运动，刺激前庭器官所引起的一种综合病症，又称空晕病或航空病。晕机是飞机上最常见的病症。

1. 诱发病因

造成晕机病的因素很多，包括飞机颠簸、起飞、爬高、下降、着陆、转弯，以及自身心情紧张、身体不适、过度疲劳等。

2. 主要临床表现

（1）疲乏，头晕，面色苍白，出冷汗。

（2）恶心，较严重时出现呕吐。

3. 机上急救要点

（1）给晕机旅客准备干净的清洁袋备用。

（2）帮助旅客把座椅调整到躺卧位，告诉旅客保持紧靠椅背不动，闭目休息，同时深呼吸。

（3）打开通风口，解开衣领，使呼吸顺畅。

（4）可能时把旅客调整到座舱中部。

（5）可用大拇指掐内关穴（内关穴在腕关节掌侧，腕横纹上约两横指，二筋之间）。

案例分享

M4-24

健康小贴士

如何有效预防晕机

（1）乘机前进食不过饱或过饥，乘机前一晚保证充足的睡眠。过饱或过饥都极有可能引起晕车、晕船、晕机；而且充足的睡眠保证我们有充沛的精力、良好的心情。

（2）利用生姜防止晕车、晕船、晕机。出现晕车、晕船、晕机，主要是因为胃气上升，生姜有发汗解表、温胃止呕、解毒等作用，将生姜贴在穴位上可以调节胃气，使得胃气下降，在一定程度上起到防止晕车的作用。但是贴肚脐并不一定非常方便，为防止晕车、晕机，也可以将生姜贴到内关穴上〔在手和手腕之间有一个界限，叫做腕横纹，将右手三个手指头（即食指、中指、无名指）并拢，把三个手指头中的无名指，放在左手腕横纹上，这时右手食指和左手手腕交叉点的中点，就是内关穴〕。

（3）旅行中出现晕机可以通过穴位按摩缓解晕机。取适量的风油精、清凉油均匀地涂抹在太阳穴、风池穴、内关穴等部位，然后用指腹轻按，可以有效预防晕机。

（4）通过服用防止晕机的药物或外用贴剂以预防旅途中的晕机现象，比如晕车贴，可以外用，贴于太阳穴或耳根后凹处。

（5）在旅行过程中可以通过听音乐、睡觉等方式有效避免晕机，切勿低头玩手机或看报纸杂志。

（二）航空性中耳炎

急性航空性中耳炎是飞行时因飞机从地面上升或从高空下降，鼓室内气压不能随外界大气压急剧变化而改变时，鼓室内外压力相差悬殊所致的中耳损伤。

1. 诱发病因

咽鼓管是沟通鼓室与鼻咽部的通道，是调节中耳腔内外气压的主要通道。该通道相当于单向活塞，腔内的空气易逸出，而外界空气难以进入。当张口、打嗝、吞咽、咀嚼、打哈欠、用力擤鼻时才瞬间开放，可借助其周围的肌肉运动使咽鼓管咽口开放，空气进入中耳，使鼓膜内外压力平衡。

飞机上升时，鼓室处于相对高压状态，鼓室内正压使鼓膜外凸，当鼓膜内外压力差达到2.0kPa时，鼓室内的压力超过咽鼓管周围的肌肉及软组织挤压的力量，鼓室内的气体即可冲出咽鼓管咽口，使得鼓室内外气压基本保持平衡。所以，在飞机上升时，一般不易得中耳炎。飞机骤降时，鼓室内处于相对的负压状态，鼓室内负压使鼓膜内陷，咽鼓管周围的组织因呈单向活瓣作用，咽口受到周围较高气压影响不易开放，致外界气体不易进入鼓室，导致中耳负压增加。中耳负压可使中耳黏膜血管扩张，血清外漏，黏膜水肿，鼓室内积液，甚至可发生黏膜下出血、鼓室内积血、鼓膜充血和内陷，甚至破裂穿孔。因此，在飞机骤降时易发生中耳炎。

鼻部、咽部的急、慢性炎症均可引起咽鼓管阻塞，尤其是感冒者不论是飞机下降还是上升，均易引起。

2. 主要临床表现

（1）耳部不适感。

（2）耳鸣。

（3）耳闷，听力稍减退。

（4）耳痛。

（5）眩晕及恶心、呕吐。

（6）患者在飞机上出现以上一个或多个症状时，应考虑急性航空性中耳炎。

3. 机上急救要点

（1）吞咽动作。做吞咽的动作，每10s做1次，每次约3s完成，连续做6次，若未缓解则重复一遍。也可喝少许水，方法相同。

（2）咀嚼动作。可只做咀嚼的动作，每 10s 做 1 次，每次约 3s 完成，连续做 6 次，若未缓解则重复一遍。也可咀嚼少量食物，方法相同。提倡咀嚼口香糖，右侧 10 下，再左侧 10 下，循环反复进行。

（3）打哈欠动作。方法简单，容易实施。

（4）捏鼻鼓气动作。双手捏住两侧鼻翼，口唇紧闭，面颊部用力鼓气，即可听到"轰"或"砰"的声音，持续 3 ～ 5s，然后松开鼻翼，张口呼吸。

案例分享

M4-25

（5）要求动作到位，整个动作约 10s。连续做 6 次，若未缓解则重复一遍。

如何有效预防急性航空性中耳炎

（1）急性上呼吸道感染患者，若是不可取消的飞行，请备好药物，详见药物治疗。

（2）慢性鼻炎、鼻旁窦炎、咽炎、咽喉炎患者，飞行时在尚未出现症状时，就可做好应急措施，预防发生。

（3）普通乘客在飞行时，尤其是降落时，不要睡觉，要做吞咽动作、捏鼻鼓气、咀嚼口香糖或喝水，均可预防航空性中耳炎。

（三）航空性鼻窦炎

航空性鼻窦炎又称鼻窦气压性损伤。飞机下降时，大气压增大，窦腔内形成相对负压，窦口附近的阻塞物被吸附于窦口而发生阻塞，这时阻塞物起活瓣作用，外界气体不能进入窦腔内，可发生窦腔内黏膜充血、肿胀、水肿渗出、黏膜剥离甚至出血等，并产生疼痛。

1.诱发病因

正常鼻窦在外界气压发生骤变时，可通过自然窦口的空气流通，调节窦腔内外气压平衡，故不发生病变。当鼻腔和鼻窦内有急、慢性炎症，致使窦口附近的组织肿胀而阻塞窦口，形成具有活瓣作用的栓子，在飞机下降时，窦腔内呈相对负压，该栓子易堵塞窦口，致使内外压力不平衡而引起气压性损伤。

2.主要临床表现

航空鼻窦炎主要的症状是局部剧痛，疼痛的程度依压力变异的条件、环境而不同。

（1）发生于额窦或筛窦者，常有眼部刺激症状，出现眼胀痛、流泪、球结膜充血和视觉模糊等症状。

（2）发生于上颌窦者，常伴有上齿列牙痛、眶下神经区皮肤感觉障碍，有时伴有鼻出血、同侧流泪、眨眼、视物不清。

（3）病情较轻又无继发感染者，数小时至数日内可逐渐恢复；较重者有时需数周才能痊愈。

（4）有鼻分泌物增多或有血性分泌物等症状；严重者突然出现的剧痛会导致反射性自主神经障碍或意识障碍而致失能，或发展为较重的化脓性鼻窦炎。

3. 机上急救要点

（1）上呼吸道感染者严禁飞行。

（2）患有鼻及鼻窦的急慢性疾病时，及时去航医室就诊医治。

（3）鼻腔滴用 1% 麻黄碱以利通气。

（4）头痛难忍时按揉太阳穴，必要时配合按摩合谷穴。

如何有效预防鼻窦炎

平时要注意防寒保暖，不要受凉，多喝热开水，清淡饮食，忌食辛辣刺激性食物，自己冲洗鼻腔，将鼻腔冲洗干净，可以有效缓解症状，减轻鼻腔炎症。适当药物治疗，比如用内舒拿鼻喷剂喷鼻腔，口服头孢克肟。

（四）鼻出血

鼻出血常由鼻、鼻旁窦及其邻近部位的局部病变或外伤，以及某些影响鼻腔血管状态和凝血机制的全身疾病引起的。飞行途中，应根据出血程度，积极采取措施止血。

1. 诱发病因

（1）飞行途中的气压变化。

（2）飞行途中的空调使得鼻腔干燥。

（3）疲劳飞行、睡眠不足。

（4）鼻腔及鼻旁窦的急、慢性炎症。

（5）乘客本身的基础疾病，如高血压、冠心病、血液病等。

2. 主要临床表现

（1）多数单侧鼻出血。

（2）出血多数为间歇性。

（3）出血量不一，多数是鼻涕带血，挖鼻时带血，也有滴血、湿透餐巾纸的。

（4）出血部位多在鼻孔，严重者鼻、口同时出血。

3. 机上急救要点

（1）保持镇静，头稍前倾，不要后仰，以免血液后流，引起窒息。

（2）指压法：用单手的大拇指和食指捏住两侧鼻翼，张口呼吸，捏住鼻翼约 15min，多数可自行止血。

（3）冷敷法：用冷毛巾或者湿纸巾，敷在鼻面部及额头处，注意不要拧得过干，闭眼以防止水流入眼内。停留 15min，可重复使用。

（4）冰敷法：用冷毛巾包着冰块（10 个左右），敷在鼻出血的同侧颈部，停留 15min，可重复使用。

（5）填塞法：用餐巾纸卷成圆筒状（约 1.5cm×2.5cm 大小），塞入出血一侧鼻腔的鼻孔，若出血止住，保留 30min；若出血未止，则需要把纸卷做得更长些、更紧些后塞入鼻孔。飞机上通常备有棉球，用棉球填塞更便捷。

M4-26

注意：以上几种方法可以单独使用，也可同时使用。对于鼻、口同时出血者，可用冷水或冰水漱口，防止血液误咽、致呛。如果怀疑头部、颈部或背部受伤的话，请不要尝试控制流血；相反，要固定病人的头部并使保持安静。

如何有效预防鼻出血

（1）飞行前保证充足睡眠；
（2）飞行途中多喝水；
（3）不要挖鼻；
（4）乘客有高血压、冠心病等病史的，在飞行途中按时服药。

（五）航空性牙痛

由于高空气压变化导致牙髓组织中气体析出形成气栓、牙髓充血，牙髓内的渗出物无法及时排出，使得牙髓腔内压力增高，继而引起疼痛，称为"航空性牙痛"或"气压性牙痛"。多见于有轻度的牙髓病变而没有自觉症状的人，遇到气压改变时易发作。

1. 诱发病因

（1）飞行途中气压的急剧变化。
（2）飞行前就有慢性牙髓炎，存在慢性感染。
（3）机械性牙咬伤。
（4）进食刺激性食物。

2. 主要临床表现

自发性、阵发性牙痛，多为尖锐性刺痛，每次持续时间可能较短，有时仅数秒，会反复发作。

3. 机上急救要点

（1）休息，安抚情绪。
（2）口服止痛药，如散利痛、芬必得等，克感敏、泰诺等感冒药物也可替代。
（3）冰敷法：用冷毛巾或者冰块冷敷牙痛一侧的面颊部。
（4）按摩穴位：合谷主穴，上牙配合四白、迎香两穴位；下牙配合下关、颊车两穴位。

如何有效预防航空性牙痛

　　旅客一旦发生航空性牙痛，可以服用一些止痛药，或用冷敷暂时缓解疼痛。患有深度龋齿、牙周脓肿及急性上颌窦炎的病人，最好及早治疗，治愈后再乘飞机出行便不会发生疼痛了。龋齿经过充填治疗后，牙髓敏感性更高，因此在补牙后4小时内最好不要乘飞机旅行。值得注意的是，原来没有牙痛症状者，如果出现气压性牙痛，最好到牙科做仔细检查。

（六）高空减压病

　　高空减压病是高空环境气压降低，使人体体液中溶解的气体（主要是氮气）游离出来并形成气泡群导致的症候。

1.诱发病因

　　（1）飞机或飞行器上升至高空时，若发生增压座舱失去气密性或增压座舱性能不够就可能发生此病，其发病限高为8000m以上。

　　（2）飞行或低压舱训练中因过速暴露于低气压环境引发的减压病。

　　（3）上升速度快、低温、重复暴露、高压条件下活动后立即起飞等物理因素会加重病症。

　　（4）体重大，年龄大，呼吸和循环系统能力差及肌肉活动越多者其发病越多，症状越重。

2.主要临床表现

　　（1）在关节和关节周围疼痛。

　　（2）胸部产生灼痛。

　　（3）皮肤出疹，刺痛，发痒。

　　（4）对冷、热的感觉敏感。

　　（5）中枢神经系统受影响，视力障碍、头痛。

3.机上急救要点

　　（1）在飞机降低飞行高度之后，上述症状可能缓解。

　　（2）避免运动。

　　（3）受影响的身体部位避免活动。

　　（4）为休克病人提供急救。

工作任务

掌握机上旅客突发急症的应急处置。

任务准备

1. 全班同学分成若干个小组（5～6人一组），各小组选拔组长一名，并选取团队名称（表4-1）。

表4-1　学生任务分配表

班级			组号		指导老师	
组长			学号			
组员	姓名	学号	姓名	学号		

2. 复习机上常见医疗急症处置的相关素材、资源。

3. 各组成员分工查找、收集机上突发医疗急症的相关新闻或案例。

4. 分组准备案例、PPT、图片，以及机上旅客突发医疗急症场景情景的模拟剧本。

任务实施

1. 情景模拟

按照常见急症的分类进行情景模拟，以小组为单位，由组长（乘务长）带领组员对人员进行分工，并对工作任务进行讨论、情景模拟，口述机上急救处置要点；对每位成员情景模拟的急症判断、应变能力、处置措施等作相应小结（表4-2）。

表 4-2 常见急症情景模拟

组号				组长	
工作任务名称				医疗急救处置	
工作岗位	人员分工	急症判断	应变能力	处置措施	小结

2.问题讨论

（1）气道异物梗阻怎样识别？应采取哪些紧急措施？

_____

_____

_____

_____

（2）机上乘客突发急症时，乘务员是先诊断病情还是采取基础且有效的救护？

_____

_____

_____

_____

（3）航空飞行有可能导致哪些医学急症？

_____

_____

_____

_____

任务评价主要从同学们的学习态度、各组情景模拟作品、各小组成员沟通协作、参与讨论主动性、突发急症判断能力、处置措施等几个方面进行评价，详细内容见表4-3。

表 4-3 《机上旅客突发急症的应急处置》工作任务评价表

班级		姓名		分值 / 分	得分
评价项目	评定标准				
学习态度	学习态度认真，积极主动，方法多样			15	
职业素养	仪表整洁，职业着装规范得体，妆容符合职业要求，处理问题灵活有效，有良好的职业习惯。			15	
协调能力	与小组成员、同学之间能合作交流，协调工作			15	
项目讨论	参与项目讨论主动积极			15	
急症处置	能口述多种常见急症的典型临床症状，正确判断突发急症，能采取正确的处置措施			20	
作品质量	情景表演完整，能展示机上旅客突发医疗急症的处置流程			20	
合计				100	
综合评价	自评（20%）	小组互评（30%）	教师评价（50%）	综合得分	

随堂检测

请同学们扫码参与随堂检测

M4-27

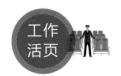

工作
活页

| 班级： | | 姓名： | 学号： | 成绩： |

任务名称		
课前准备	资源准备	
	器材准备	
	小组准备	
实施过程	工作要点	
注意事项		
总结反思		

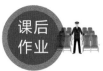

班级：　　　　　　姓名：　　　　　　学号：　　　　　　成绩：

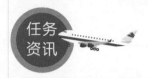

任务 8
机上旅客流产与分娩的应急处置

任务资讯

　　航空公司一般规定，怀孕 32 周内的健康孕妇可正常乘机，怀孕 32 周以上、不足 36 周者，乘机前需提供 72 小时内县级以上医院的诊断证明。因客舱内缺氧低压的特殊环境，而且飞机起降过程中会产生较大的气压差，如果遇到气流颠簸，很可能造成孕妇早产。一旦遇上孕妇在机上分娩时，应立即广播请旅客中的医护人员或有接生经验的人帮助接生。如无人帮助时，就得由乘务人员就地取材做好接生工作。

一、机上流产

（一）流产的界定

　　妊娠于 20 周前终止，胎儿体重少于 500g，称为流产。流产发生于孕 12 周前者，称为早期流产，发生于 12 周后者，称为晚期流产。流产是妇产科常见疾病，如处理不当或处理不及时，可能遗留生殖器官炎症，或因大出血而危害孕妇健康，甚至威胁生命；此外，流产易与妇科某些疾病混淆。

（二）主要临床症状

　　流产的主要症状为阵发性下腹疼痛、痉挛，阴道出血同时伴有或不伴有血凝块妊娠产物的排出，头晕或晕厥。

（三）机上急救要点

　　（1）询问病史，如有无停经史，早孕反应有无腹痛，阴道出血量及持续时间，有无妊娠产物排出等。

　　（2）调换座位，把患者调整到出口附近，以便于飞机着陆后医务人员进行处置；同时调整其他相邻旅客的座位，尽量用帘子将孕妇与其他旅客隔开。

案例分享

M4-28

　　（3）检查脉搏及呼吸，以确定是否有休克体征。

　　（4）用垫子将脚垫高以防止休克。

　　（5）广播寻找医生，报告机长。

　　（6）如疼痛明显，可使用一些止痛药，如 2 片扑热息痛。

　　（7）胎儿及其他妊娠物必须收集并保存于塑料袋容器里，以备医生或助产士检查、防止部分妊娠物未及时排出而导致出现大出血。

　　（8）着陆后与医务人员做好交接。

M4-29
机上分娩应急处置

二、机上分娩

　　大多数情况下，分娩是一种自然的现象，而不是应急事件。现实中大多数婴儿是自然降生，不需要任何干预。所以，对于飞机上发生的孕妇意外生产，乘务员的主要作用是帮助孕妇自然分娩，做好接产的准备工作，同时报告机长，并广播寻找医生乘客。

（一）分娩的界定

妊娠满 28 周以上者的胎儿及其附属物，从临产发作至从母体全部娩出的过程，称分娩。在飞行过程中发生的分娩称为机上分娩。临床上将妊娠 28 ～ 37 周的分娩称为"早产"，妊娠 37 ～ 40 周的称为"足月产"，42 周以上者称为"过期产"。影响分娩有以下 3 大因素。

（1）产力。将胎儿及其附属物从子宫内逼出的力量称为"产力"。

（2）产道。产道是胎儿娩出的通道，分为骨产道与软产道。

（3）胎儿。胎儿的大小、胎位以及有无畸形。

另外，精神因素也是分娩顺利与否的影响因素之一。

（二）主要临产症状

（1）腹痛频繁而逐渐加剧。

（2）下体可能有黏液、血排出（不是流血）。

（3）腹部痉挛般的阵痛，以 10 ～ 20min 的间隔发作一次，每次可持续 30s ～ 1min。

（4）羊水可能先破裂，造成突然喷流或缓慢地流出。

注意：如果阵痛的频率大于10min，则有足够的时间让飞机着陆。如果阵痛频率是 2 ～ 3min，则必须准备其分娩。

（三）分娩前的处置

1. 产妇的准备

（1）把产妇的座位调换到门附近，腾出较大的空间，用帘子与其他乘客隔开。这样在着陆之后便于医务人员进入。

（2）保持尽可能舒适的环境，给些高能量食物或饮料使其有足够的能量。

（3）先铺上一张干净塑料布，让产妇仰天躺下，双腿分开，双膝弯曲，褪去下身衣物。

（4）使用一个或两个枕头垫高产妇的头部和肩部，在其臀部底下垫上折叠的毛毯，垫高臀部，使得分娩容易一些。

（5）用干净、吸水的纸巾垫在臀部周围，上半身盖上毛毯保暖，并安慰产妇。

（6）不允许产妇使用洗手间，准备便盆，让产妇排尿。

（7）需要获得以下信息，以便让机长通知地面：产妇的姓名及年龄、家庭住址、联系方式、胎次、预产期，分娩疼痛持续的时间及频率，羊水是否已经破裂流出。

2. 接生用品的准备

（1）几壶烧开的热水。

（2）两三个干净的盆。

（3）消毒敷料数块，消毒手套（在机上急救箱内备有），剪刀 1 把。

（4）25cm 长的绳子 3 根。

（5）将剪刀和绳子在水中煮沸，消毒。

（6）消毒手套。

（7）干净的毛毯、内衣裤、报纸、枕头。

（8）急救药箱；乳胶手套、温开水、干净的塑料布、清洁袋、卫生巾。

3. 空中乘务员的准备

（1）确定参加助产的乘务员。凡是有感冒或手与其他部位感染者均不得参加助产。

（2）剪去过长的指甲，并用肥皂彻底清洗手和前臂。

（3）将洗净的手在空气中晾干（或戴上消毒手套）；双手洗干净后，不要再触摸未经消毒的东西，以便接触产道和婴儿。

4. 接婴儿的准备

（1）毯子1条，用来包裹婴儿。

（2）消毒纱布1块，用来敷包打结剪断的脐带残端。

（四）分娩的处置

分娩分为以下3个阶段。

1. 子宫颈扩大阶段（第一产程）

本阶段所需时间有较大的个体差异，对于第一胎产妇来说，这一阶段需 12～16h，对于非第一胎的产妇，一般只需 1～2h，或者更短时间。

（1）产妇的临床表现

① 腰腹规律疼痛（间隔 5～6min），腹痛的频率及程度会渐加强，当宫口接近开全时，宫缩持续时间长达 1min 或 1min 以上，间歇期仅 1min 或稍长；

② 阴道出血或羊水流出。

（2）机上处置要点

① 观察子宫收缩：最简单的方法是由助产乘务员将一手手掌放于产妇腹壁上，定时连续观察宫缩持续时间、强度、规律性以及间歇期时间，并予以记录；同时观察并记录生命体征。

② 让产妇排尿（准备便盆）。

③ 帮产妇准备好生产体位（去除下身衣物）：截石位、臀部下方及周围垫上吸水纸巾。

④ 接生乘务员对产妇进行会阴消毒，先用温肥皂水清洗，再用皮肤消毒液消毒。

⑤ 安慰鼓励产妇。

2. 胎儿娩出阶段（第二产程：宫口开全至胎儿娩出）

（1）对于第一胎此阶段大约 1～2h，对于非第一胎，此阶段更短；在此期间指导正确使用腹肌，保护会阴。

（2）此时腹痛频率加快，每 2～3min 一次，腹痛时间延长，腹痛程度加重，会阴开始肿胀，每次宫缩时，可看到胎儿头皮。

（3）如果胎儿头部是包裹在羊水囊内，则在胎儿的后部将羊水囊撕开。

（4）当胎儿头部出现在阴道口时，将其托住，两次收缩之间，告诉产妇停止用劲，并张口深呼吸。

（5）当胎儿头娩出时，继续将其托住，并把头放低，直到肩膀最上部出现在产道口，胎儿在出生时可能面部朝下，但会自然翻转。

（6）当胎儿躯体出来时用手支撑其头部和身体，把其引导出来，但是不要用力拉。

（7）如果脐带绕在胎儿的颈上，则轻柔地把它从胎儿的颈部移出。

（8）当胎儿娩出后，将新生儿放在母亲两腿之间，这时新生儿仍有脐带与母亲相连。

（9）清理新生儿口腔，让其头部稍低于其身体，这样做可使血、液体和黏液从口、鼻中流出来。等待新生儿第一声啼哭，若没有啼哭或呼吸，应做呼吸循环的复苏。

（10）记录出生的具体时间。

3. 脐带和胎盘娩出阶段（第三产程）

（1）帮助产妇娩出胎盘

① 当婴儿出生后大约 10 ～ 30min，分娩疼痛再次出现时，胎盘开始娩出。

② 让产妇轻柔地在靠近脐部的子宫顶部之上进行按摩，一旦胎盘将出来时，令产妇用劲，胎盘自动娩出。

③ 记住：千万不能用拉脐带的方法来帮助胎盘的剥离。

④ 把产出的胎盘放在塑料袋之内，检查是否完整，保存好。

⑤ 记住：此时胎盘仍然和婴儿连在一起。

（2）脐带的处置

① 胎儿与胎盘是通过脐带连在一起，在分娩后约 10min，脐带停止搏动。

② 待脐带停止搏动后，用 75% 酒精擦脐根周围，在距脐根 1.5 ～ 2cm 处用粗线结扎第一道（扎两个死结），在此线外 1cm 处结扎第二道，应扎紧以防脐出血，但也不能用力过猛，否则易致脐带断裂。

③ 紧扎住，用消毒剪刀在结扎的脐带中间剪断，用消毒纱布包脐带残端。

④ 10min 后观察脐带残端是否出血，并用剩下的绳子将离胎儿 10 ～ 15cm 处的脐带残端结扎。

⑤ 如有消毒纱布，将脐带残端用消毒纱布包好。否则，会将脐带残端暴露在空气中。

（五）产后

（1）控制产后出血。具体操作包括：娩出胎盘时伴随着一些子宫流血，因此在产妇下身放一块卫生巾；帮助产妇放低双腿，将其合拢，垫高脚部；让产妇轻柔地按摩其子宫顶部，以帮助子宫收缩，减少流血。

（2）为产妇提供舒适环境，包括持续与产妇的接触，在整个分娩过程中和产后提供感情上的支持。保持产妇尽可能的舒适和温暖，如果她需要的话，给她饮料。

（3）在产妇分娩过程中记录各种情况，报告机长与地面联系，到机场后将母子、胎盘和详细报告单交机场医务人员。

M4-30

掌握机上旅客流产与分娩的应急处置。

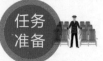

1. 全班同学分成若干个小组（5～6人一组），各小组选拔组长一名，并选取团队名称（表4-4）。

表4-4 学生任务分配表

班级		组号		指导老师	
组长		学号			
组员	姓名	学号	姓名	学号	

2. 复习机上旅客流产与分娩应急处置的相关素材、资源。

3. 各组成员分工查找、收集机上流产、宫外孕、应急分娩的相关新闻或案例。

4. 分组准备急救箱、污物桶、剪刀、脐带夹、消毒手套、消毒纱布、毛毯等。

1. 情景模拟

按照机上流产与分娩的处置要点，以小组为单位，由组长（乘务长）带领组员对人员进行分工，并对工作任务进行讨论，包括情景模拟、口述机上分娩应急处置措施；对分娩前的准备、分娩的处置、脐带的处置、产后的护理等作相应小结（表4-5）。

表4-5 机上旅客流产与分娩情景模拟

组号				组长	
工作任务名称				机上分娩应急处置	
工作岗位	人员分工	分娩前的准备	分娩的处置	产后的护理	小结

2.问题讨论

（1）孕妇临产有哪些典型症状？

_____

_____

_____

_____

（2）分娩前需做哪些准备？

_____

_____

_____

_____

（3）胎盘和脐带需怎样处置？

_____

_____

_____

_____

任务
评价

　　任务评价主要从同学们的学习态度，各组情景模拟作品，各小组成员沟通协作，参与讨论主动性，对分娩前的准备、分娩的处置、脐带的处置、产后的护理等几个方面进行评价，详细内容见表4-6。

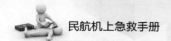
表 4-6 《机上旅客流产与分娩的应急处置》工作任务评价表

班级		姓名		分值 / 分	得分
评价项目	评定标准				
学习态度	学习态度认真，积极主动，方法多样			5	
职业素养	仪表整洁，职业着装规范、得体，妆容符合职业要求，处理问题灵活、有效，有良好的职业习惯			5	
协调能力	与小组成员、同学之间能合作交流，协调工作			10	
项目讨论	参与项目讨论主动积极			5	
产妇的准备	能沉着应对，将产妇安排在飞机着陆后有利于医务人员处置的位置，能给予产妇心理安慰			10	
产妇信息的收集	能准确收集产妇的姓名、年龄、胎次、预产期、羊水是否已破等信息			10	
接生用品的准备	能准备好急救箱，污物桶、剪刀、脐带夹、消毒手套，消毒纱布、毛毯等接生用品			15	
分娩的处置	能正确口述胎儿娩出的 3 个阶段；胎儿娩出时产妇的临床表现；协助胎儿娩出时的注意事项			15	
胎盘脐带的处置	能口述胎盘剥离的特征；胎盘剥离后的处置措施正确；新生儿脐带的处置措施正确			15	
产后护理	能提供产妇产后的细微服务，给予情感上的支持			10	
合计				100	
综合评价	自评（20%）	小组互评（30%）	教师评价（50%）	综合得分	

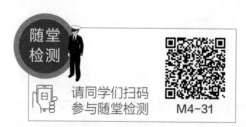

随堂检测

请同学们扫码参与随堂检测 M4-31

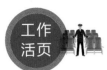

工作
活页

班级：		姓名：	学号：	成绩：
任务名称				
课前准备	资源准备			
	器材准备			
	小组准备			
实施过程	工作要点			
注意事项				
总结反思				

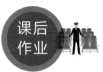

班级：　　　　　姓名：　　　　　学号：　　　　　成绩：

项目五

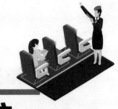

机上意外创伤救护

项目导读

飞行期间，难免会遇到各种意外，尤其在飞机起落时的机械故障、飞行时遭受强对流天气影响导致的剧烈颠簸等，都可能造成客舱内人员的砸伤、跌伤、划伤、挫伤等意外伤害；甚至在客舱服务过程中，发餐发饮时由于客观原因造成的烫伤，如果处理不及时，也会导致不良的后果。因此快速、正确、有效地早期现场处理，防止损伤加重并减轻伤员痛苦，是空乘人员的一项重要的职业技能，有利于增强应急能力和提高客舱服务水平。

学习目标

 能力目标

（1）能运用现场检伤法对伤员进行合理分类及合理分级救护。
（2）能根据旅客伤情正确运用止血、包扎、固定、搬运4项基本技术救护。
（3）能根据旅客伤情正确进行搬运与护送。

 知识目标

（1）了解创伤的常见原因及特点。
（2）掌握"先救命，后治伤"的基本原则。
（3）熟悉现场检查伤员的程序及方法。
（4）熟悉创伤救护中保护自己和伤员的方法。

 思政目标

（1）通过学习"南航机组跨越1400公里的生命速递"先进事迹，坚定"人民至上，生命至上"的理想信念，树立对人民生命安全高度负责的责任意识，脚踏实地把每件平凡的事情做好，努力在平凡的岗位做出不平凡的贡献。
（2）严格遵守操作技能要求，践行工匠精神，对工作一丝不苟，业务操作熟练，牢牢守住民航安全底线，切实保障人民群众的生命安全。

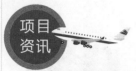

一、创伤常见原因及特点

创伤是在各种不确定的情况下发生的，受伤程度和表现各种各样。严重创伤的应急救护需要快速、正确、有效，以挽救伤员的生命，防止损伤加重和减轻伤员的痛苦。应急创伤救护的4项基本技术包括：止血、包扎、骨折固定和伤员的搬运。

创伤主要指机械性致伤因素（或外力）造成的机体损伤。广义的造成创伤的原因还包括物理、化学、生物等因素。创伤常见原因有：交通事故中发生的撞击、碾压、减速等；日常生产、生活中意外发生的切割、烧烫、电击、坠落、跌倒等；以及自然灾害和武装冲突中发生的砸埋、挤压、枪击、爆炸等。这些都会造成各种损伤，导致人体组织结构的损害和功能障碍。

创伤的特点是发生率高、危害性大，对严重的创伤如救治不及时，将导致残疾和威胁生命。了解创伤的特点，有助于在早期救治中及时采取有效的措施，以达到挽救生命和减轻伤残的目的。

二、创伤的分类

由于有损伤形态、受伤部位等不同，对创伤可以用不同的方法分类。

（1）按有无伤口分类，可分为开放性损伤和闭合性损伤。其中，开放性损伤包括擦伤、割伤、撕脱伤及穿刺伤等；闭合性损伤包括挫伤、扭伤、拉伤、挤压伤、爆震伤、关节脱位、闭合性骨折和内脏损伤等。

（2）按受伤部位分类，可分为颅脑伤、颌面伤、颈部伤、胸部伤、腹部伤、脊柱伤、骨盆会阴部损伤、四肢伤等。

（3）按受伤部位的多少及损伤的复杂性分类，可分为单发伤、多发伤、多处伤、复合伤等。

在应急救护伤员时，应根据伤员的创伤类型采取相应的救护方法。

三、创伤应急救护的目的

创伤应急救护的目的是争取在最短的时间内，在安全的地点，救护最多的伤员。有效的检查处置，可以最大限度地减轻伤残程度，是后期创伤救治的重要环节。

1. 最短的时间

在创伤发生后的第一时间，由救护员（客舱乘务员）及时采取相应的急救措施救护伤员，而不是等待专业急救人员赶到现场才进行救护。

2. 安全的地点

创伤发生后，救护员要评估现场安全，在安全并便于抢救的地点实施救护。机上救护应该在确保空勤人员和伤员都处于相对安全的情况下及时施救。

3. 机组成员分工协作

机上乘务员要分工协作，尽可能利用现场（客舱内）的物品（毛巾、冰块、应急医疗箱、氧气瓶等），因地制宜，就地取材，共同救护伤员。

4.尽最大努力救护伤员

在现场尽最大努力救护伤员，充分利用现场人力（具有专业知识的旅客）、物力（机上急救设备），科学有序地救护伤员，提高救护效率，做好观察记录。

四、客舱内的救护原则

1.救护原则

在机上应急救护中，客舱救护员要遵守"先救命，后治伤"的救护原则，按照"通气—止血—包扎—固定—搬运"的救护顺序，使伤员得到及时有效的救护。救治过程中尽可能保护自身、伤者和其他旅客的安全，同时分工协作和及时上报。

2.无菌操作技术

飞行途中，机上可能没有通过专业训练的医生旅客，客舱也不具备医院无菌操作的条件，为了避免受伤旅客继发感染并保护施救的空勤人员，我们仍然要尽可能地遵循无菌操作原则进行现场救治。伤口小而浅的，消毒包扎即可。对于较深的伤口，一定要到医院消毒，同时还应在24小时内注射精致破伤风抗毒素针剂或人破伤风免疫球蛋白针剂，以预防感染破伤风。

五、现场伤员的初步检查

现场检查的方法主要依靠乘务员的感官体察，检查时须以简便易行为宜，验伤时认真、仔细和迅速，注意双侧对比，减少移动，避免二次伤害，发现危及生命的损伤须立即施救。现场检伤分为五步检伤法和简明检伤分类法。前者强调检查内容（个体状况的判断），后者强调检伤和分类同时完成（群体伤的分检）。

注意：检伤不是目的，当检伤与抢救发生冲突时，应以救命为先。检伤中应特别注意那些"不声不响"、反应迟钝的伤员，避免检查遗漏。

（一）五步检伤法

（1）气道（airway）检查。检查有无梗阻，并采取措施保持气道通畅。

（2）呼吸（breathing）情况。检查有无自主呼吸，呼吸频率、深浅或胸廓起伏程度，双侧对比以及伤员口唇颜色等。如有呼吸停止，应立即心肺复苏和人工呼吸。

（3）循环状况（circulation）

① 末梢循环状况检查：压迫指甲，观察毛细血管充盈时间（2s以内是正常）来估计血液循环状况。

② 触摸脉搏的方法：桡动脉、股动脉、颈动脉搏动可触及，则收缩压分别在80mmHg、70mmHg、60mmHg左右，以此来判断有无活动性大出血。危急时刻多触摸颈动脉，一旦颈动脉搏动不可触及，说明伤员血压已经不能维持大脑的血液供应，需要立即开始施行心肺复苏。

（4）意识状态（disability）。检查意识状态、瞳孔大小和反射、肢体活动及昏迷程度。

（5）充分暴露检查。脱去衣服检查全身，发现有无可能危及生命的严重损伤。

（二）简明检伤分类法

简明验伤分类法遵循以下流程：行动（ambulation）→呼吸（breathing）→循环（circulation）→意识（disability），使用红、黄、绿、黑标识，便于后续最大化分类抢救伤员（图5-1）。

民航机上急救手册

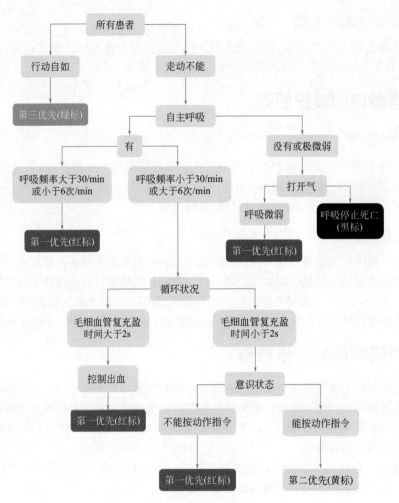

图 5-1 简明检伤分类法流程图

任务 9
出血与止血

工作任务

　　某航空公司航班，飞机平飞阶段，无气流颠簸。机上一乘客上完洗手间从过道返回不慎摔倒，身体正好撞在座位扶手上。经检查，乘务员发现旅客左前臂有一缺损面，广泛渗血，中央有喷射状出血。根据示例，请对该旅客进行止血救护。

任务分析

　　血液是维持人体生命活动的重要物质，由血浆和血细胞组成。成人的血液量约占自身体重的8%，每千克体重含血液 60 ～ 80mL。正常成人的全身血量约 5L，如果一次出血量超过全身血容量的 30% ～ 40% 时，就会威胁人的生命，甚至引起死亡。因此，无论在什么情况下，有效为伤员止血是控制出血、保存有效的血容量、防止休克、挽救生命的重要措施。

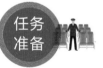

任务准备

　　全班同学分成若干个小组（5 ～ 6 人一组），各小组选拔组长一名，并选取团队名称（表5-1）。

表 5-1　学生任务分配表

班级		组号		指导老师	
组长		学号			
组员	姓名	学号	姓名	学号	

M5-1

一、出血类型判断

1. 按出血部位分类

按出血部位不同，可将出血分为外出血与内出血。外出血是指血液经伤口流到体外，在体表可看到出血；内出血是指血液流到组织间隙、体腔或皮下，形成脏器血肿、积血或皮下瘀血。内出血处理困难，须及时将伤者送往医院。身体受到创伤时可能同时存在内、外出血。

2. 按血管类型分类

血管分为动脉、静脉和毛细血管 3 种类型，根据损伤的血管类型可将出血分为动脉出血、静脉出血和毛细血管出血（表 5-2）。

表 5-2　出血类型判断

出血类型	判　断
动脉出血	动脉血压较高，出血时血液自伤口向外喷射或随心脏舒缩一股一股地冒出。血液为鲜红色，流速快，量多，人在短时间内可有大量失血，危及生命
静脉出血	血液为暗红色，出血时血液呈涌出状或徐徐外流，速度稍缓慢，量中等
毛细血管出血	较小的血管出血，血液呈水珠样流出或渗出，血液由鲜红变为暗红，量少，多能自行凝固止血

3. 失血量的估算

失血的速度和数量是影响病人健康和生命的重要因素。失血量的估算及主要症状详如表 5-3 中所列。

表 5-3　失血量及其表现症状

失血量分类	成人占总血量的百分比 /%	主要症状
轻微失血	小于 5%（约 200mL）	无明显症状，20 天可自动代偿
轻度失血	小于 20%（约 800mL）	轻度休克，口渴、面色苍白、出冷汗、手足湿冷、脉搏快而弱，脉搏大于或等于 100 次 /min
中度失血	20%～40%（800～1600mL）	重度休克，伤员呼吸急促、烦躁不安，脉搏大于 100 次 /min
重度失血	大于 40%（约 1600mL）	重度休克，呼吸急促，心慌、躁动、表情淡漠，脉搏细、弱或摸不到，血压下降，严重者可危及生命

二、止血材料

常用的止血材料有无菌敷料、绷带、三角巾、创可贴、止血带，在其他创伤现场也用干净的毛巾、手绢、布料、衣物等（图 5-2）。

三、止血方法

1. 压迫止血法

（1）直接压迫止血法。这是最直接、快速、有效、安全的止血方法，可用于大部分外出血的止血。操作要点：

① 空乘人员做好自我防护，如戴上口罩和手套，快速检查伤员伤口内有无异物，如表浅小异物可将其取出。

② 用干净纱布块、手帕或其他干净布料（绒布除外）覆盖伤口，用手直接压迫止血。需要注意的是，紧急状态下使用这一止血法，必须是持续用力压迫（图5-3）。

③ 如果敷料被血液湿透，不要更换，加盖新敷料继续压迫，直到无明显渗血（图5-4）。

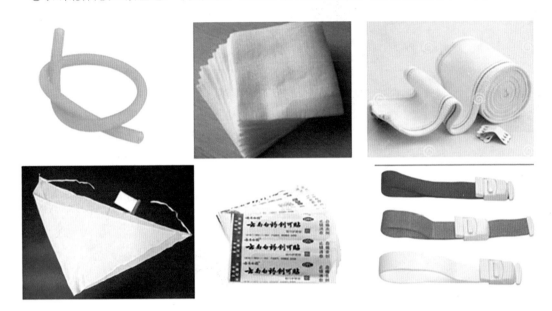

图5-2　止血材料

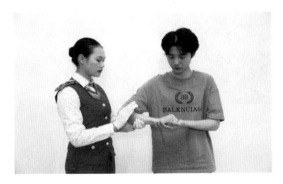

图5-3　直接压迫止血

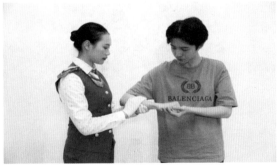

图5-4　继续压迫止血

（2）指压止血法。指压止血法是指较大的动脉出血后，用手指、拳头或掌根压住出血的动脉血管上方（伤口近心端），将动脉压向深部的骨头，阻断动脉血运，达到止血的目的。这是一种不需要任何器械、简便、快速有效的止血方法，但因为止血时间短暂，常需要与其他方法结合进行。指压止血法适用于头部和四肢某些部位的大出血。操作要点：

① 准确掌握动脉压迫点；

② 压迫力度要适中，以伤口不出血为准；

③ 压迫 10 ～ 15min，仅是短暂急救止血；

④ 保持伤处肢体抬高。

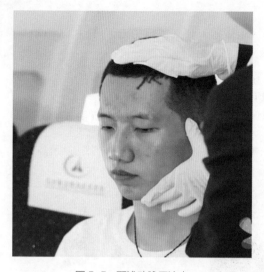

图5-5 颞浅动脉压迫点

常用指压止血部位如下。

①颞浅动脉压迫点。额部、一侧头顶部出血时压迫同侧颞浅动脉止血。在伤侧耳前，对准耳屏前上方1.5cm凹陷处，一只手的拇指对准下颌关节压迫颞浅动脉，另一只手固定伤员头部（图5-5）。

②肱动脉压迫点。肱动脉位于上臂中段的内侧，位置较深，前臂出血时，在上臂中段的内侧摸到肱动脉搏动后，用拇指按压止血（图5-6）。

③桡、尺动脉压迫点。桡、尺动脉在腕部掌面两侧。腕及手出血时，要同时按压桡、尺两条动脉方可止血（图5-7）。

④股动脉压迫点。在腹股沟韧带中点偏内侧的下方能摸到股动脉的搏动。用拳头或掌根向外上方压迫，用于下肢大出血（图5-8）。股动脉在腹股沟处位置表浅，该处损伤时出血量大，要用双手拇指同时压迫出血的远近两端，压迫时间也要延长。如果转运时间长时可试行加压包扎。

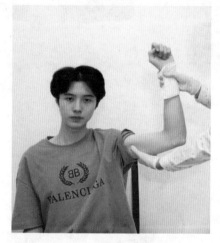

图5-6 肱动脉压迫点

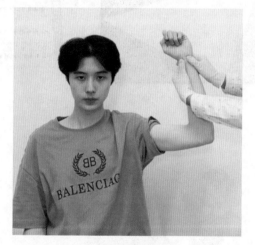

图5-7 桡、尺动脉压迫点

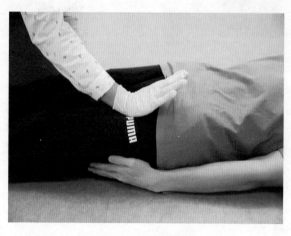

图5-8 股动脉压迫点

⑤ 腘动脉压迫点。在腘窝中部摸到腘动脉搏动后用拇指或掌根向腘窝深部压迫，用于小腿及以下严重出血。腘动脉在腘窝处损伤，出血量也大，指压止血后可用加压包扎止血。

⑥ 胫前、后动脉压迫点。一侧脚的大出血压迫胫前、后动脉止血。用两手的拇指和食指分别压迫伤脚足背中部搏动的胫前动脉及足跟与内踝之间的胫后动脉。

2. 加压包扎止血

在直接压迫止血的同时，可再用绷带（或三角巾）加压包扎。适用于全身各部位的小动脉、小静脉、毛细血管出血。操作要点如下。

① 乘务员首先直接压迫止血，压迫伤口的敷料应超过伤口周边至少 3cm。

② 用绷带（或三角巾）环绕敷料加压包扎（图 5-9）。

③ 包扎后检查肢体末端血液循环（图 5-10）。如包扎过紧而影响血液循环，应重新包扎。

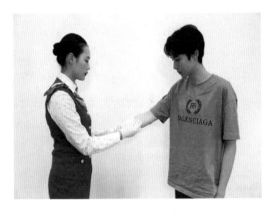

图 5-9　加压包扎止血

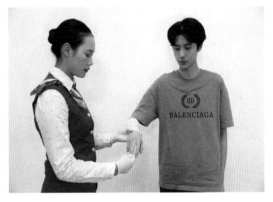

图 5-10　观察末梢循环

3. 屈肢加垫止血

对于外伤出血量较大，肢体无骨折者，用此法。注意肢体远端的血液循环，每隔 40～50min 缓慢松开约 3min，防止肢体坏死。

（1）上肢加垫屈肢止血

① 前臂出血，在肘窝处放置纱布垫或毛巾、衣物等，肘关节屈曲，用绷带或三角巾屈肘位固定（图 5-11）。

② 上臂出血，在腋窝加垫，使前臂屈曲于前胸，用绷带或三角巾将上臂固定在前胸。

（2）下肢加垫屈肢止血

① 小腿出血，在腘窝加垫，膝关节屈曲，用绷带或三角巾屈膝位固定。

② 大腿出血，在大腿根部加垫，屈曲髋、膝关节，用三角巾或绷带将腿与躯干固定。

4. 止血带止血

当四肢有大血管损伤，或伤口大、出血量多，直接压迫无法控制出血，或不能使用其他方法止血（如有多处损伤，伤口不易处理，或伤病

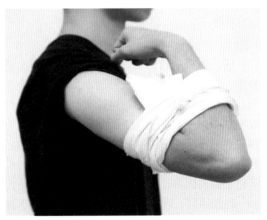

图 5-11　上肢加垫屈肢止血

情况复杂）以致危及生命时，尤其在特殊情况下，可使用止血带止血。

（1）橡皮止血带止血。在伤口近心端的肢体上，先用毛巾或伤病员衣服垫好，救护员用左手拇指与食、中指拿好止血带的一端约10cm处，右手拉紧长头绕肢体一圈，余下部分交于左手，用中食指夹持，顺势向下拉出一环套，将短头插入环套并收紧；在明显的部位注明结扎止血带的时间。

（2）表带式止血带止血。将伤肢抬高，在上臂的上1/3段或大腿中上段垫好衬垫（绷带、毛巾、平整的衣物等），将止血带缠在肢体上，一端穿进扣环，并拉紧至伤口不出血为度，最后在明显的部位注明结扎止血带的时间（图5-12）。

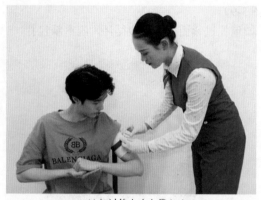
(a) 加衬垫上止血带（一）

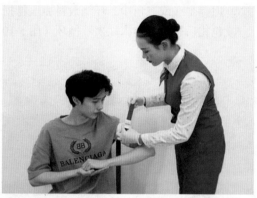
(b) 加衬垫上止血带（二）

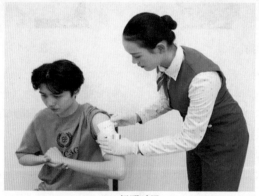
(c) 标明时间

图5-12　表带式止血带止血

（3）布料止血带止血。仅限于在没有上述止血带的紧急情况时临时使用。因布料止血带没有弹性，很难真正达到止血目的，如果过紧会造成肢体损伤或缺血坏死，因此，仅可短时间谨慎使用。严禁用铁丝、绳索、电线等当作止血带使用。操作要点：将三角巾或围巾、领带等布料折叠成带状，在上臂的上1/3段或大腿中上段垫好衬垫（绷带、毛巾、平整的衣物等），用制好的布料带在衬垫上加压绕肢体一周，两端向前拉紧，打一个活结，取绞棒（竹棍、木棍、笔、勺把等）插在带状的外圈内，然后提起绞棒旋转绞紧至伤口停止出血为度，将绞紧后棒的另一端插入活结小圈内固定，最后在明显的部位注明结扎止血带的时间（图5-13）。

注意事项：用止血带止血具有潜在的不良后果，如止血带部位神经和血管的暂时性或永久性损伤，以及由肢体局部缺血导致的系统并发症，包括乳酸血症、高钾血症、心律失常、休克、肢体损伤和死亡，这些并发症与止血带的压力和阻断血流的时间有关。因此应慎用止血带止血。

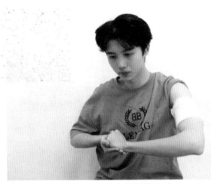
(a) 布带环绕肢体

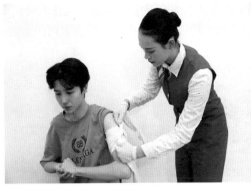
(b) 上止血带

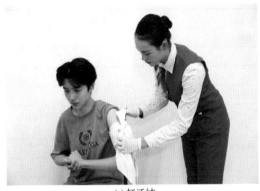
(c) 打活结

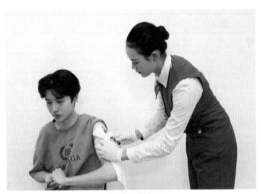
(d) 穿绞棒绞紧

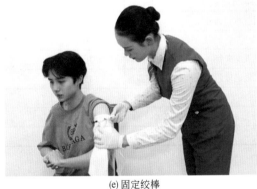
(e) 固定绞棒

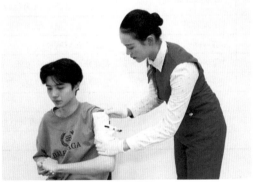
(f) 标记时间

图 5-13 布料止血带止血

① 上止血带前，应先将伤肢抬高，促使静脉血液回流，以减少血液流失。

② 止血带不要直接结扎在皮肤上，应先用平整的衬垫垫好，再结扎止血带。

③ 结扎止血带的部位应在伤口的近端。上肢结扎应在上臂的上 1/3 处，应避免结扎在中 1/3 以下，防止损伤桡神经；下肢结扎应在大腿中上部。

④ 止血带松紧要适度，以伤口停止出血为度。过紧容易造成肢体损伤或缺血坏死；过松只能压迫静脉，使静脉血液回流受阻，反而加重出血。

⑤ 结扎好止血带后，要在明显部位加上标记，注明结扎止血带的时间，应精确到分钟。

⑥ 结扎止血带的时间一般不应超过 2h，而且每隔 40～50min 或发现伤员远端肢体变凉，应松解一次，以暂时恢复远端肢体的供血。松解时如有出血，可压迫伤口止血。松解约 3min 后，

在比原结扎部位稍低的位置重新结扎止血带。

　　⑦ 禁止用细铁丝、电线、绳索等用作止血带。

M5-2
出血与止血

出血与止血操作技能评价详见（表 5-4）。

表 5-4　出血与止血技能评分表

班级			姓名		分值 / 分	得分
序号	项目		技术标准			
1	观察环境，表明身份，做好自我防护		观察并报告环境安全		2	
			戴手套或口述已做好自我保护		2	
			"我是乘务员，请问有什么可以帮助您吗？"		2	
2	安慰伤员		"不要紧张，我帮您处理伤口" 呼叫乘务员广播寻找医生		4	
3	检查伤情		检查伤员左前臂，报告伤员左前臂出血，伤口无异物		10	
4	直接压迫止血		用足够大而厚的敷料压迫在伤口上并施加压力止血		15	
5	指压止血		动脉指压止血位置正确		5	
6	止血带止血		止血带衬垫宽度合适，放置平整，上止血带部位正确（上 1/3 处），止血带压力均匀、松紧适度		15	
7	止血效果		检查止血效果，报告"前臂喷射状止血停止"		10	
8	填写标记卡		记录止血时间		10	
9	观察伤肢及伤员		观察伤肢末端血液循环，做好人文关怀，报告操作完毕		10	
10	操作规范性、准确性		要求动作熟练、规范，包扎松紧适度，牢固、有效、整齐		15	
合计					100	
综合评价	自评（20%）	小组互评（30%）		教师评价（50%）	综合得分	

随堂
检测

请同学们扫码
参与随堂检测　M5-3

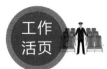

工作
活页

班级：		姓名：	学号：	成绩：

任务名称		
课前准备	资源准备	
	器材准备	
	小组准备	
实施过程	工作要点	
注意事项		
总结反思		

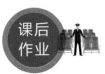

课后
作业

班级：　　　　　　姓名：　　　　　　学号：　　　　　　成绩：

任务 10
现场包扎技术

某航空公司航班，因飞机前挡风玻璃破碎，紧急迫降，迫降位置离机场有一定距离，机上发现 4 名伤员，在地面救护车到达前请乘务员给予急救处理。

M5-4

包扎术是针对开放性软组织损伤的急救措施。快速、准确地将伤口用纱布、绷带、三角巾、创可贴等急救箱中或现场可以利用的布料对伤口进行包扎，是外伤救护的重要一环。包扎的主要目的是可以起到快速止血、保护伤口、防止进一步污染、减轻疼痛的作用，保护血管、神经、肌腱等重要解剖结构；有利于转运和进一步治疗。按照包扎材料和包扎方法的不同，将包扎技术分为 2 个子任务，分别为绷带包扎和三角巾包扎。

一、伤口种类及伤情的判断

1. 伤口的种类

根据致伤因子的不同，伤口可分为割伤、擦伤、刺伤、挫裂伤、枪伤或爆炸伤、烧烫伤和化学灼伤等。伤口类型不一，造成的伤害也不同：有的创口整齐，但出血量大；有的淤血肿胀明显；有的皮肤损伤严重；有的损伤大血管、神经或重要脏器。

2. 伤情的检查判断

现场处理时，要仔细检查伤口的位置、大小、深度、污染程度、有无异物残留，有序检查，暴露全身，避免遗漏。检查伤情时要注意以下几点。

（1）伤口深、出血量多者可能有血管损伤。

（2）胸部伤口较深时可能有气胸，腹部伤口易导致肝、胆、脾、胰或胃肠道损伤。

（3）肢体畸形可能有骨折。

（4）异物扎入人体可能伤及大血管、神经或重要器官。

二、包扎材料

包扎的材料一般有创可贴、绷带、三角巾、就地取材的衣物毛巾等。

（1）创可贴。创可贴有各种大小不同规格，弹力创可贴适用于关节部位损伤。

（2）绷带。卷状绷带具有不同的规格，可用于身体不同部位的包扎，如手指、手腕、上下肢等。普通绷带有利于伤口渗出物的吸收，高弹力绷带适用于关节部位损伤的包扎。

（3）就地取材。干净的衣物、毛巾、床单、领带、围巾等可作为临时的包扎材料。

（4）胶布。胶布具有多种宽度，呈卷状，用于固定绷带、敷料。

（5）三角巾。三角巾展开状态规格：底边135cm、两斜边均为85cm、高65cm的等腰三角形，有顶角、底边、斜边与两个底角。

为了方便不同部位的包扎，可将三角巾的顶角折向底边中央，然后根据需要折叠成3横指或4横指宽窄的条带状，称为带状三角巾；或将三角巾的两底角对折重叠，然后将两底角错开并形成夹角，叠成燕尾式，称为燕尾式三角巾；或将三角巾折成带状或用绷带的一端在手指周围缠绕数次，形成环状，将另一端穿过此环并反复缠绕拉紧，形成环形垫圈。

三、包扎要求

包扎伤口动作要快、准、轻、牢。包扎时部位要准确、严密、不遗漏伤口；包扎动作要轻，不要碰触伤口，以免增加伤员的疼痛和出血；包扎要牢靠，但不宜过紧，以免妨碍血液流通和压迫神经；包扎前伤口上一定要加盖敷料。操作要点如下。

（1）尽可能戴医用手套，做好自我防护。

（2）脱去或剪开衣服，暴露伤口，检查伤情。

（3）加盖敷料，封闭伤口，防止污染。

（4）动作要轻巧而迅速，部位要准确，伤口包扎要牢固，松紧适宜。

（5）较大伤口不要用水冲洗（烧烫伤、化学伤除外）。

（6）不要对嵌有异物或骨折断端外露的伤口直接包扎，不要试图复位突出伤口的骨折端。

（7）不要在伤口上用消毒剂或药物。

（8）如必须用裸露的手进行伤口处理，在处理完成后，用肥皂清洗双手。

注意事项如下。

（1）伤口上要加盖敷料。

（2）应用绷带包扎时，松紧要适度。

（3）有绷带过紧的现象、如手、足的甲床发紫，绷带缠绕肢体远心端使得皮肤发紫、有麻木感或感觉消失，严重者手指、足趾不能活动时，应立即松开，重新包扎。

（4）无手指、足趾末端损伤者，包扎时要暴露肢体末端，以便观察血液循环。

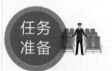

全班同学分成若干个6人小组（练习时1人扮演伤员，1人救护），各小组选拔组长1名，并选取团队名称（表5-5）。

表 5-5　学生任务分配表

班级		组号		指导老师	
组长		学号			
组员	姓名	学号	姓名	学号	

一、绷带包扎

（一）环形包扎法

环形包扎法是绷带包扎中最常用的，适用肢体粗细较均匀处伤口的包扎（图 5-14）。

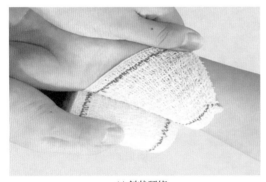

(a) 斜状环绕

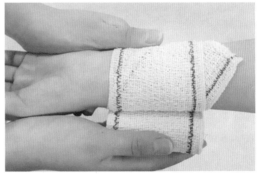

(b) 环绕第一圈

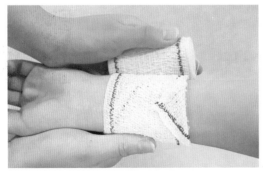

(c) 斜角压入环形圈内

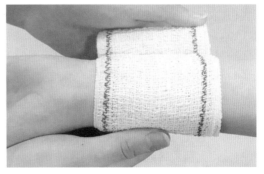

(d) 环形缠绕

图 5-14　环形包扎法步骤

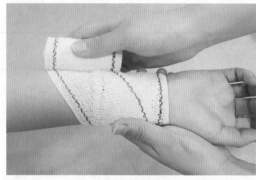

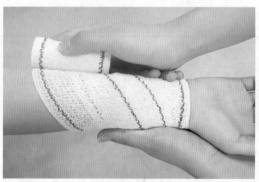

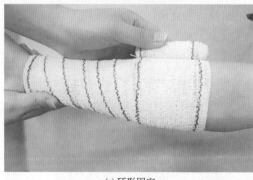

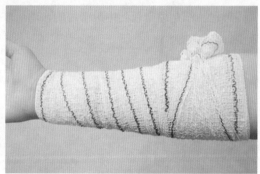

（1）伤口用无菌或干净的敷料覆盖，固定敷料。

（2）将绷带打开，一端稍作斜状环绕第一圈，将第一圈斜出一角压入环形圈内，环绕第二圈。

（3）加压绕肢体环形缠绕 4 ~ 5 层，每圈盖住前一圈，绷带缠绕范围要超出敷料边缘。

M5-5
环形包扎

（4）最后用胶布粘贴固定，或将绷带尾端从中央纵行剪成两个布条，两布条先打一结，然后再缠绕肢体打结固定。

（二）螺旋包扎法

螺旋包扎法是绷带包扎中最常用的，适用于粗细相等的肢体、躯干部位的包扎（图 5-15）。

(a) 环形固定始端

(b) 压住前一圈的1/3或1/2

(c) 环形固定

(d) 固定

图 5-15　螺旋包扎法步骤

（1）取无菌敷料覆盖伤口。

（2）先环形缠绕两圈固定始端。

（3）从第三圈开始，环绕时压住前一圈的 1/3 或 1/2。

（4）最后用胶布粘贴或打结固定。

M5-6
螺旋包扎

（三）"8"字包扎

"8"字包扎适用于手掌、手背、踝关节和其他关节处的包扎（图 5-16）。

（1）用无菌敷料或干净的敷料覆盖伤口。

（2）包扎手时从腕部开始，先行环绕两圈。

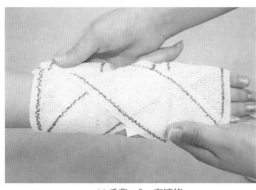

(a) 手背 "8" 字缠绕

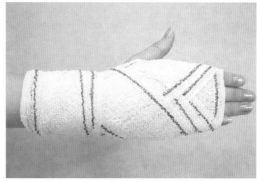

(b) 尾端腕部固定

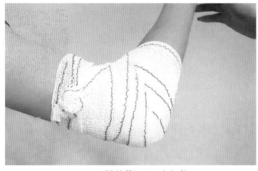

(c) 肘关节 "8" 字包扎

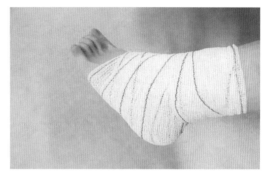

(d) 踝关节 "8" 字包扎

图 5-16　"8" 字包扎步骤

（3）然后经手和腕 "8" 字形缠绕。

（4）最后绷带尾端在腕部固定。

（5）包扎关节时绕关节上下 "8" 字形缠绕。

M5-7
"8" 字包扎

（四）螺旋反折

螺旋反折包扎适用于肢体上下粗细不等部位的包扎，如小腿、前臂等（图 5-17）。

（1）用无菌敷料覆盖伤口，先用环形法固定始端。

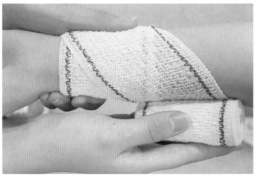

(a) 环形固定始端

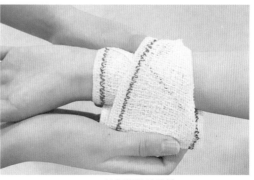

(b) 拇指按压反折

图 5-17

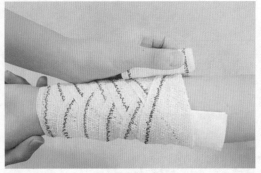

(c) 反折避开伤口处

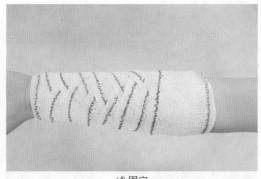

(d) 固定

图 5-17 螺旋反折包扎步骤

（2）螺旋方法每反折一次，反折时以左手拇指按压住绷带上面的正中处，右手将绷带向下反折，向后绕并拉紧。

（3）反折处要避开伤口和骨隆突处，最后固定。

M5-8
螺旋反折包扎

（五）回返包扎

回返包扎适用于头部、肢体末端或断肢部位的包扎（图 5-18）。

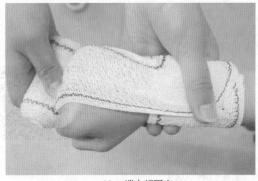

(a) 一端中部固定

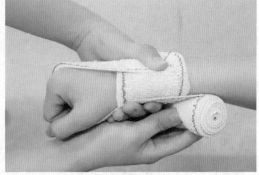

(b) 回返反折

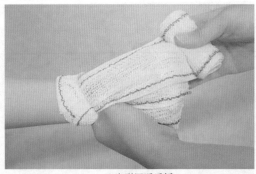

(c) 扇形回返反折

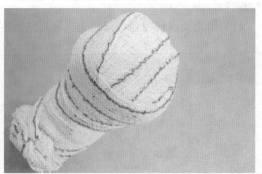

(d) 固定

图 5-18 回返包扎步骤

（1）用无菌或干净的敷料覆盖伤口，先用环形法固定始端。

（2）一只手固定绷带的反折点，另一只手背绷带反复呈放射状反折。

（3）直至将敷料完全覆盖。

（4）在肢体末端环形缠绕两周后，运用螺旋法向上包扎。

（5）回到起始部位以环形包扎结束并固定。

二、三角巾包扎

使用三角巾，注意边要固定，角要拉伸，中心伸展，敷料贴实。在应用时可按需要折叠成不同的形状，适应于不同部位的包扎。

（一）头顶帽式包扎（图5-19）

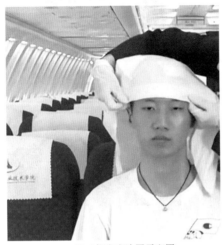

(a) 2指宽底边置于齐眉

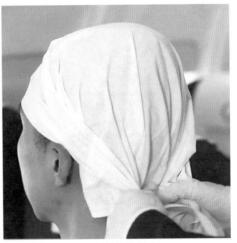

(b) 枕骨后交叉

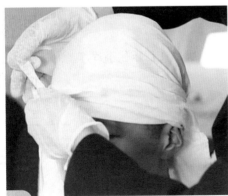

(c) 齐眉打结

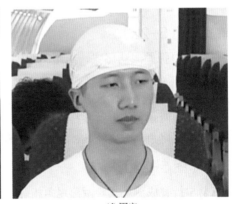

(d) 固定

图 5-19　头顶帽式包扎

（1）三角巾的底边折叠成约2横指宽，边缘置于伤员前额齐眉处，顶角向后。

（2）三角巾的两底角经两耳上方拉向头后部枕骨下方交叉并压住顶角。

（3）再绕回前齐眉打结。

（4）顶角拉紧，折叠后掖入头后部交叉处内。

M5-9
头顶帽式包扎

（二）眼部包扎（图 5-20、图 5-21）

（1）用于眼部外伤时将三角巾折成窄带。

（2）以较短处（约 1/3）斜放在伤眼上，将下侧较长一端经枕后绕到额前压住较短的一端。

（3）继续沿着额部向后绕至健侧颞部，短端反折环绕枕部与长短打结。

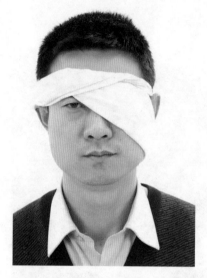

图 5-20　单眼包扎

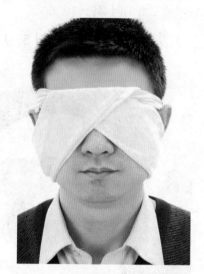

图 5-21　双眼包扎

（三）肩部包扎

1. 单肩（图 5-22）

（1）将三角巾折叠成燕尾式，燕尾夹角约 90°，大片在后压住小片，放于肩上。

（2）燕尾夹角对准伤侧颈部。

（3）燕尾底边两角包绕上臂并打结固定。

（4）拉紧两燕尾角，分别经胸、背部至对侧腋前或腋后线处打结。

M5-10
三角巾单肩包扎

2. 双肩（图 5-23）

（1）三角巾折叠成燕尾式，两燕尾角相等，燕尾夹角约 100°。

（2）披在双肩上，燕尾夹角对准颈后正中部。

（3）燕尾角过肩，由前向后包肩于腋前或腋后，与燕尾底边打结。

M5-11
三角巾双肩包扎

（四）胸背部包扎

1. 单侧胸部（图 5-24）

（1）将三角巾展开，顶角放在伤侧肩上。

（2）底边向上反折置于胸部下方，并绕胸至背的侧面打结。

（3）将顶角拉紧，顶角系带穿过打结处上提系紧。

M5-12
三角巾单侧胸
部包扎

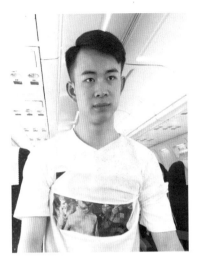

图 5-22 单肩包扎法

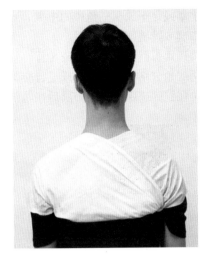

图 5-23 双肩包扎法

2. 双侧胸部（图 5-25）

（1）三角巾折叠成燕尾式，两燕尾角相等，燕尾夹角约 100°。

（2）置于胸前，夹角对准胸骨上凹。

（3）两燕尾角过肩于背后。

（4）将燕尾顶角系带，围胸与底边在背后打结。

（5）将一燕尾角系带拉紧绕横带后上提。

（6）与另一燕尾角打结。

（7）背部包扎时，把燕尾巾调到背部即可。

M5-13
三角巾双侧胸
部包扎

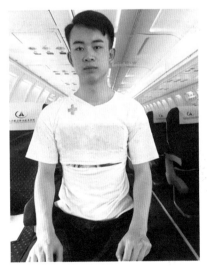

图 5-24 单侧胸部包扎

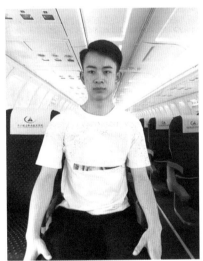

图 5-25 双侧胸部包扎

（五）手足包扎（图 5-26）

（1）三角巾展开。

（2）手指或足趾尖对向三角巾的顶角。

（3）手掌或足平放在三角巾的中央。

（4）指缝或趾缝间插入敷料。

（5）将顶角折回，盖于手背或足背。

（6）两底角分别围绕到手背或足背交叉。

（7）再在腕部或踝部围绕一圈后在腕部背面或踝部前方打结。

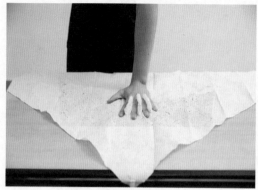

(a) 手指缝插入敷料

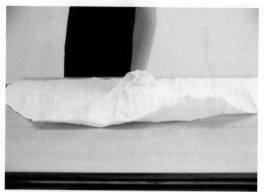

(b) 顶角折回

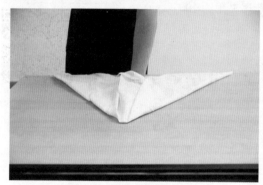

(c) 折叠围绕

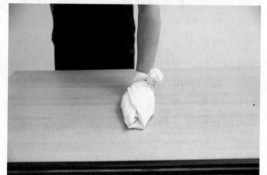

(d) 缠绕固定

图 5-26　三角巾手足包扎步骤

（六）膝部（肘部）带式包扎（图 5-27）

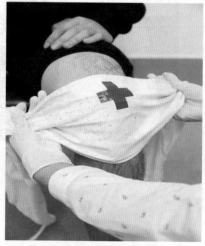

(a) 宽布带斜放于伤部图

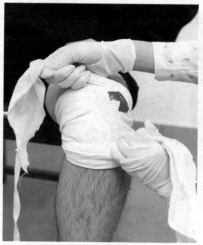

(b) 压上下两边

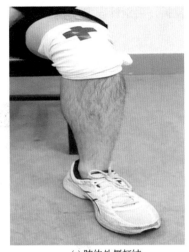

(c) 肢体外侧打结

图 5-27　三角巾膝部（肘部）带式包扎步骤

M5-14
三角巾膝部（肘
部）带式包扎

（1）将三角巾折叠成适当宽度的带状。
（2）将中段斜放于伤部，两端向后交叉缠绕，返回时分别压于中段上下两边。
（3）包绕肢体一周在肢体外侧打结。

（七）腹部包扎

（1）三角巾底边向上，顶角向下横放在腹部，顶角对准两腿之间。
（2）两底角围绕腹部至腰后打结。
（3）顶角由两腿间拉向后面与两底角连接处打结。

（八）单侧臀部（腹部）包扎

（1）三角巾折叠成燕尾式，燕尾夹角约 60°朝下对准外侧裤线。
（2）伤侧臀部的后大片压住前面的小片。
（3）顶角与底角中央分别过腹腰部到对侧打结。

（九）悬臂带

1. 小悬臂带

用于上臂骨折及上臂、肩关节损伤（图 5-28）。具体包扎步骤如下。
（1）三角巾折叠成适当宽的条带。
（2）中央放在前臂的下 1/3 处或腕部。
（3）一底角放于健侧肩上，另一底角放于伤侧肩上。
（4）两底角绕颈在颈侧方打结。

2. 大悬臂带

用于前臂、肘关节等的损伤（图 5-29）。具体包扎步骤如下。
（1）三角巾顶角对着伤肢肘关节，一底角置于健侧胸部过肩于背后。
（2）伤臂屈肘（功能位）放于三角巾中部。
（3）另一底角包绕伤臂反折至伤侧肩部。

（4）两底角在颈侧方打结，顶角向肘部反折，用别针固定或卷紧后掖入肘部，也可将顶角系带绕背部至对侧腋前线与底边相系。

（5）将前臂悬吊于胸前。

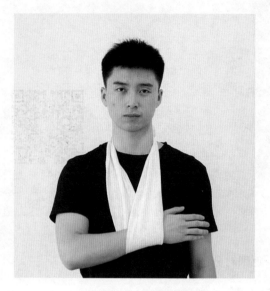

图 5-28　小悬臂吊带

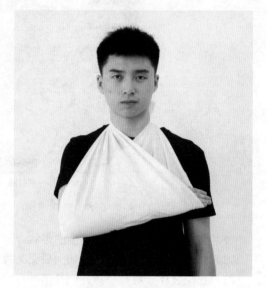

图 5-29　大悬臂吊带

绷带包扎、三角巾包扎技术操作技能评价详见表 5-6。

表 5-6　绷带包扎、三角巾包扎技术操作技能评价表

班级			姓名		分值 / 分	得分
序号	项目		技术标准			
1	观察环境，表明身份，做好自我防护		观察并报告环境安全		2	
			戴手套或口述已做好自我保护		2	
			"我是乘务员，请问有什么可以帮助您吗？"		2	
2	安慰伤员		"不要紧张，我帮您处理伤口"　呼叫乘务员广播寻找医生		4	
3	检查伤情		检查伤员伤肢，报告伤员伤口出血部位，伤口无异物		5	
4	直接压迫止血		用足够大而厚的敷料压迫在伤口上并施加压力止血		10	
	绷带包扎		根据受伤部位的具体情况，选择合适的绷带包扎方法包扎伤肢，松紧适度，牢固、有效、整齐，反折包扎时返折处不要压在伤口上		20	
	三角巾包扎		根据受伤部位伤情，选择合适的三角巾包扎方法包扎伤肢，松紧适度，牢固、有效、整齐、规范		20	
	承托伤肢		三角巾大悬带悬吊伤肢，结打在颈后右侧方，伤肢末端略抬高		10	
5	观察伤肢及伤员		观察伤肢末端血液循环，做好人文关怀，报告操作完毕		10	
6	操作规范性、准确性		要求动作熟练、规范，包扎松紧适度，牢固、有效、整齐		10	
7	人文关怀		充分做好人文关怀		5	
合计					100	
综合评价	自评（20%）	小组互评（30%）		教师评价（50%）	综合得分	

随堂检测　请同学们扫码参与随堂检测　M5-15

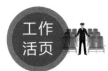

工作
活页

班级：		姓名：	学号：	成绩：
任务名称				
课前准备	资源准备			
	器材准备			
	小组准备			
实施过程	工作要点			
注意事项				
总结反思				

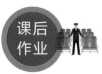

课后
作业

班级：　　　　　　姓名：　　　　　　学号：　　　　　　成绩：

任务 11
骨折固定

工作任务

某日，冯先生乘机飞回武汉，途中气流导致飞机颠簸，没系安全带的他摔落到了地上，大腿也被座椅撞了一下，无外出血，但右腿无法活动。根据示例，请对伤员进行急救。

任务分析

现场骨折固定是创伤救护的一项基本任务。其主要目的是对骨折部位进行制动，减轻伤员的疼痛；减少出血和肿胀；避免损伤周围组织、血管、神经；防止闭合性骨折转化为开放性骨折；便于搬运伤员，有利于转运后的进一步治疗。

根据骨折的部位、类型和程度的不同，将本任务分为 5 个子任务，分别为锁骨骨折固定、上肢骨折固定、下肢骨折固定、脊柱骨折固定和关节脱位与扭伤。

一、骨折类型及判断

1. 骨折的类型

（1）闭合性骨折。闭合性骨折指骨折断端不与外界相通，骨折处的皮肤、黏膜完整（图 5-30）。

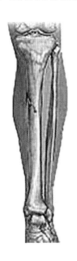
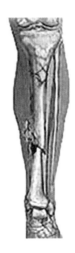

图 5-30　闭合性骨折

（2）开放性骨折。开放性骨折指骨折局部皮肤、黏膜破裂损伤，骨折端与外界相通，易继发感染（图 5-31）。

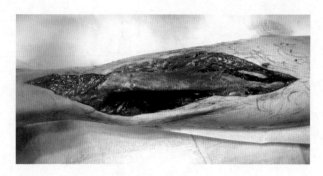

图 5-31　开放性骨折

2. 骨折的程度

（1）完全性骨折。即骨的完整性和连续性全部破坏和中断。骨断裂成 3 块以上的碎块，又称为粉碎性骨折。

（2）不完全性骨折。即骨未完全断裂。

（3）嵌顿性骨折（嵌插骨折）。即断骨两端互相嵌在一起。

3. 骨折的判断

具有以下骨折特有体征者，或怀疑骨折时按照骨折处置。

（1）疼痛。突然表现出剧烈疼痛，受伤处有明显的压痛点，移动时有剧痛，安静时疼痛则减轻；根据疼痛的轻重和压痛点的位置，可以大体判断骨折的部位。无位移的骨折只有疼痛没有畸形，但局部可有肿胀和血肿。

（2）肿胀或瘀斑。出血和骨折端的错位、重叠，都会使外表呈现肿胀现象，瘀斑严重。

（3）功能障碍。原有的运动功能受到影响或完全丧失；有骨擦音或骨擦感。

（4）畸形。骨折时肢体会发生畸形，呈现短缩、成角、旋转等。

（5）血管、神经损伤的检查。上肢损伤检查桡动脉有否搏动，下肢损伤检查足背动脉有否搏动。触压伤员的手指或足趾，询问有无感觉、手指或足趾能否自主活动。

二、固定材料

1. 脊柱部位固定

（1）设备运用

① 颈托：为颈部固定装置（图 5-32）。将受伤颈部尽量制动，保护受伤的颈椎免受进一步损害，防止损伤的颈椎伤及脊髓。

② 铝芯塑型夹板（图 5-33）：将夹板弯曲环绕颈部，固定颈椎。

③ 脊柱板（图 5-34）、头部固定器（图 5-35）：脊柱板是由一块纤维板或木板构成，长约180cm，板四周有相对的孔用于固定带的固定、搬运。应用脊柱板要配合颈托、头部固定器及固定带，适用于脊柱受伤的伤员。

④ 躯干夹板：专用于狭窄的空间，一般用于坐位的脊柱损伤的伤员，佩戴颈托，保持伤员的躯干、头部和脊柱正中位置。

（2）现场制作

① 简易颈托制作：用毛巾、衣物等卷成卷，内衬报纸、杂志等，从颈后向前围于颈部。自制颈托的粗细以围于颈部后可以限制下颌活动为宜。

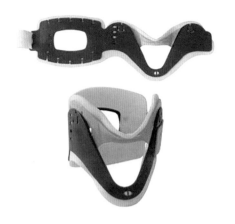

图 5-32　颈托

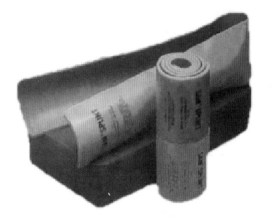

图 5-33　铝芯塑型夹板

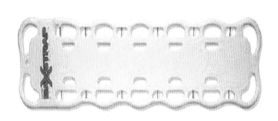

图 5-34　脊柱板

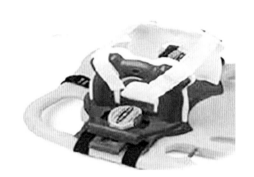

图 5-35　头部固定器

② 简易脊柱板制作：表面平坦的木板、床板，以大小超过伤员的肩宽和人体高度为宜，配有绷带及布带用于固定。

2.夹板类

（1）设备运用

① 充气式夹板：为塑料制品。用于四肢骨折，也可用于止血、防止进一步感染和水肿。救护员先将充气夹板拉链拉开包裹伤肢，拉上拉链，将夹板气囊阀门拉起打开，口吹气至膨胀坚硬，再将气囊阀门下压即关闭阀门。解脱夹板时先将气阀上拉，放气后再拉开拉链。

② 铝芯塑型夹板：用于四肢骨折，可调节夹板的长度。夹板表面有衬垫，可直接固定。

③ 四肢各部位夹板：分为上臂、前臂、大腿、小腿的固定板，并带有垫和固定带。

④ 小夹板：用于肢体的骨折固定，对肢体不同部位的骨折有不同型号组合夹板，对局部皮肤肌肉损伤小。

（2）现场制作。杂志、硬纸板、木板、折叠的毯子、树枝、雨伞等均可作为临时夹板。

（3）躯干、健侧肢体固定。将受伤上肢缚于躯干，将受伤下肢固定于健肢。

三、固定原则

根据现场的条件和骨折的部位采取不同的固定方式。固定要牢固，不能过松或过紧。在骨折和关节突出处要加衬垫，以加强固定和防止皮肤损伤。

根据伤情选择固定器材，如以上提到的一些器材，也可根据现场条件就地取材。

1. 开放性骨折

（1）敷料覆盖外露骨及伤口。

（2）在伤口周围放置环形衬垫，绷带包扎固定。

（3）夹板固定骨折。

（4）如出血多，需要上止血带。

（5）肢体如有畸形，可按畸形位置固定。

2. 注意事项

（1）开放性骨折禁止用水冲洗，不涂药物，保持伤口清洁。

（2）肢体如有畸形，可按畸形位固定。

（3）临时固定的作用只是制动，严禁当场复位。

（4）四肢骨折固定，应先固定近心端，后固定远心端。

（5）用一些软的东西垫在夹板和肢体之间。

（6）固定骨折的两端和上、下两个关节绷带松紧要适宜。

（7）露出手指或脚趾以便观察伤者有无苍白、青紫、发冷、麻木等现象。

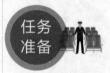

全班同学分成若干个小组（5～6人一组），各小组选拔组长一名，并选取团队名称（表5-7）。

表5-7　学生任务分配表

班级		组号		指导老师	
组长		学号			
	姓名	学号	姓名	学号	
组员					

任务实施

M5-16
锁骨骨折固定

一、锁骨骨折固定

锁骨骨折多由摔伤或车祸引起，表现为锁骨变形，有血肿，肩部活动时疼痛加重。

1. 锁骨固定带

（1）伤员坐位，双肩向后正中线靠拢。

（2）安放锁骨固定带。

2. 前臂悬吊固定

如无锁骨固定带，现场可用两条三角巾，对伤肢进行固定。其中一条三角巾悬吊衬托伤侧肢体，另一条三角巾折叠成宽带在伤肢肘上方将其固定于躯干；如无三角巾可用围巾代替，或用自身衣襟反折固定（图5-36）。

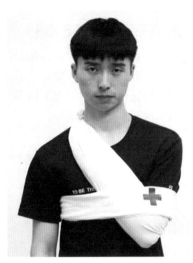

图 5-36　锁骨骨折固定

二、上肢骨折固定

（一）上臂骨折（肱骨干骨折）

上臂骨折由摔伤、撞伤和击伤所致。上臂肿胀、瘀血、疼痛，有移位时出现畸形，上肢活动受限。桡神经紧贴肱骨干，易损伤。固定时，骨折处要加厚垫保护以防止桡神经损伤。

1. 夹板固定（图5-37）

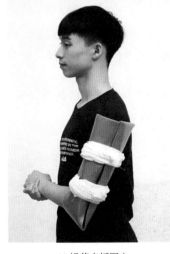

(a) 铝芯夹板固定

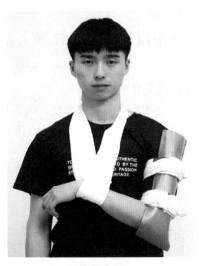

(b) 小悬臂悬吊

图 5-37　夹板固定

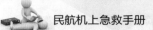

（1）两块夹板（夹板接触皮肤侧放衬垫），一块放在上臂外侧，从肘部到肩部，另一块放于上臂内侧，从肘部到腋下。如果只有一块夹板，则置于上臂的外侧。

（2）伤肢与躯干间加衬垫。

（3）用绷带或三角巾固定骨折部位的上下两端，后屈肘位小悬臂带悬吊前臂。

（4）指端露出，检查伤肢末梢血液循环。

M5-17
上臂骨折固定

2. 躯干固定（图5-38）

（1）伤员屈肘位，大悬臂带悬吊伤肢。

（2）伤肢与躯干之间加衬垫。

（3）用宽带（超骨折上下两端）将伤肢固定于躯干。

（4）检查末梢血液循环。

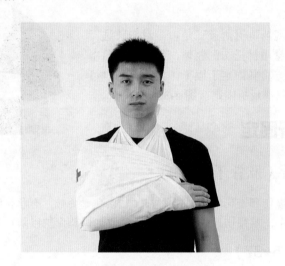

图5-38　躯干固定

（二）上臂下段骨折（肱骨髁上骨折）

上臂下段骨折位置低，接近肘关节，局部有肱动脉、尺神经及正中神经，容易损伤。骨折后局部肿胀、畸形，肘关节半屈位。

上臂下段骨折现场不宜用夹板固定，因为可能增加血管神经损伤的机会（图5-39）。可以直接用三角巾或围巾将上肢固定于躯干；露出指端检查末端血液循环。

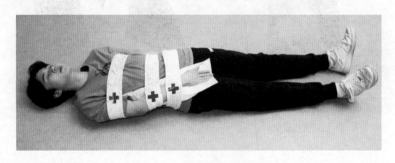

图5-39　上臂下段骨折固定

（三）前臂骨折（桡、尺骨骨折）

前臂骨折可为桡骨或尺骨骨折，也可为桡、尺骨双骨折。前臂骨折相对稳定，血管神经损伤机会较小。

1. 夹板固定（图 5-40）

（1）两块木板固定。

（2）将木板分别置于前臂的外侧、内侧，加垫用三角巾或绷带捆绑固定。

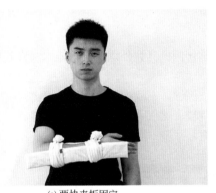
(a) 两块夹板固定

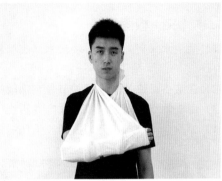
(b) 承托伤肢

图 5-40　夹板固定

（3）屈肘位大悬臂带将伤肢悬吊于胸前。

（4）指端露出，检查末梢血液循环。

M5-18
前臂骨折固定

2. 无夹板固定（图 5-41）

（1）将伤肢呈屈肘状，请伤员配合，用健侧手把住伤肢。

（2）将三角巾顶角小心置于伤肢肘关节处，用大悬臂带将前臂悬吊于胸前；再用一条带状三角巾绕胸背于健侧腋后打结固定。

（3）露出指端以便检查末梢血液循环。

也可使用杂志、书本固定或用衣服托起伤肢，将伤肢固定于躯干。

（四）手指骨折固定（图 5-42）

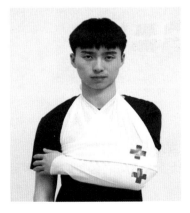

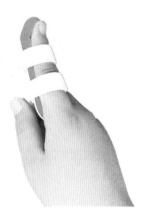

图 5-41　无夹板固定　　　　　图 5-42　手指骨折固定

（1）利用冰棒棍或短筷子作小夹板，另用两片胶布作粘合固定。

（2）若无固定棒棍，可以把伤肢粘合固定在健指上。

三、下肢骨折固定

（一）大腿骨折（股骨干骨折）

大腿骨粗大，骨折常由巨大外力，如车祸、高空坠落及重物砸伤所致，受损严重，出血多，易出现休克。骨折后大腿肿胀，疼痛、变形或缩短。

1. 木（夹）板固定

（1）两块木（夹）板，一块长木（夹）板从伤侧腋窝到外踝，一块短木（夹）板从大腿根内侧到内踝。

（2）在腋下、膝关节、踝关节骨突部放棉垫保护，空隙处用柔软物品填实。

（3）用 7 条宽带固定。依次固定骨折上下两端，然后固定腋下、腰部、髋部、小腿、踝部。

（4）如只有一块木（夹）板则放于伤腿外侧，从腋下到外踝（图 5-43）。

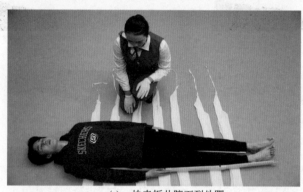

(a) 一块夹板从腋下到外踝

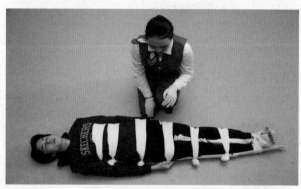

(b) 大腿骨折一块夹板固定

图 5-43　大腿骨折的夹板固定

（5）内侧木板用健肢代替，两下肢之间加衬垫，固定方法同上。

（6）"8"字法固定足踝。将宽带置于踝部，环绕足背交叉，再经足底中部回至足背，在两足背间打结。

（7）趾端露出，检查末梢血液循环。

2. 健肢固定（图 5-44）

（1）用三角巾、绷带、布带等 4 条宽带自健侧肢体膝下、踝下穿入将双下肢固定在一起。

（2）两膝、两踝及两腿间隙之间垫好衬垫，依次固定骨折上下两端、小腿、踝部，固定带的结打在健侧肢体外侧。

（3）"8"字法固定足踝。

（4）趾端露出，检查末梢血液循环。

M5-19
大腿骨折固定

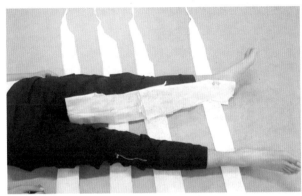

(a) 4 条宽布带依次穿入，垫好衬垫

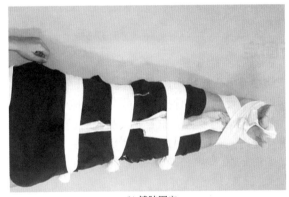

(b) 健肢固定

图 5-44　大腿骨折的健肢固定

（二）小腿骨折（胫、腓骨骨折）

小腿骨折，尤其是胫骨骨折，骨折端易刺破小腿前方皮肤，造成骨外露。因此，在骨折处要加厚垫保护。出血、肿胀严重时会导致骨筋膜室综合征，造成小腿缺血、坏死，发生肌肉挛缩畸形。小腿骨折固定时切忌固定过紧。

1. 夹板固定

（1）两块夹（木）板，一块长夹（木）板从伤侧髋关节到外踝，一块短夹（木）板从大腿根内侧到内踝。

（2）分别放于伤肢的外侧及内侧。

（3）在膝关节、踝关节骨突部放衬垫保护，空隙处用柔软物品垫实。

（4）5 条宽带固定。先固定骨折上下两端，然后固定髋部、大腿。

（5）"8"字法固定足踝。

（6）如有一块夹板则放于伤腿外侧，从伤侧髋关节到外踝，内侧用健肢代替，固定方法同上。

（7）趾端露出，检查末梢血液循环。

2. 健肢固定

健肢固定与大腿固定相同，可用 4 条宽带或三角巾固定，先固定骨折上、下两端，然后固定大腿，踝关节"8"字法固定（图 5-45）。

M5-20
小腿骨折固定

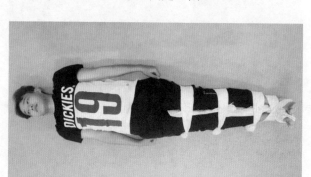

图 5-45　小腿骨折固定

四、脊柱骨折固定

脊柱常因直接暴力或间接暴力引起损伤，造成骨折或脱位，若损伤脊髓及马尾神经，常发生截瘫和大、小便失禁。所以对于疑似脊柱骨折的伤员，现场应慎重处理。常见的脊柱损伤以颈椎及第 11、12 胸椎和第 1、2 腰椎最为多见，非专业人员没有经过严格的培训，不主张移动伤员，应该等待专业医护人员进行处理；必须移动时，参照以下方法处理。

（一）颈椎损伤

1. 脊柱板固定

（1）双手牵引头部恢复颈椎轴线位，上颈托或自制颈套固定。

（2）保持伤病员身体长轴一致位侧翻，放置脊柱固定板。

（3）将伤病员平移至脊柱固定板上将头部固定，双肩、骨盆、双下肢及足部用宽带固定在脊柱板上，以免运输途中颠簸、晃动。

2. 木板固定

（1）用一长、宽与伤病员身高、肩宽相仿的木板作固定物，并作为搬运工具。

（2）动作要轻柔，并保持伤病员身体长轴一致侧卧，放置木板并将伤病员平移至木板上。

（3）头颈部、足踝部及腰后空虚处垫实。

（4）双肩、骨盆、双下肢及足部用宽带固定于木板上，避免运输途中颠簸、晃动。

（5）双手用绷带固定放于身体前方。

（二）胸腰椎骨折

坠落伤、砸伤、交通伤等严重创伤后腰背疼痛，尤其伴有双下肢感觉及运动障碍时应考虑胸腰椎骨折。疑有胸腰椎骨折时，禁止使伤病员坐起或站立，以免加重损伤。固定方法同颈椎骨折固定。因无颈椎骨折，可不必上颈托。

五、关节脱位与扭伤

关节脱位又称为脱臼，指的是组成关节的骨之间部分或完全失去正常的对合关系。关节脱位多由于外力撞击或肌肉猛烈牵拉引起，如摔倒时，肩部或肘部先着地就很容易引起脱位。关节脱位多见于肩关节、肘关节、下颌关节和指关节，常合并韧带损伤，甚至关节软骨和滑膜损伤。

关节扭伤指的是关节周围软组织（如关节囊、韧带、肌腱等）发生的过度牵拉、撕裂等损伤。关节扭伤多由于外力的作用，使关节骤然向一侧过度活动而引起。关节扭伤多见于踝关节、膝关节和腕关节。关节脱位和扭伤有时与骨折同时发生，受伤的部位出现肿胀、疼痛、畸形、活动受限等，在现场不易区分。

发生扭伤和关节脱位时的救护方法如下：

（1）扶伤员坐下或躺下，尽量舒适；

（2）不要随意搬动或揉受伤的部位，以免加重损伤；

（3）用毛巾浸冷水或用冰袋冷敷肿胀处 30min 左右，可减轻肿胀；

（4）按骨折固定的方法固定伤处。在肿胀处可用厚布垫包裹，用绷带或三角巾包扎固定时应尽量宽松；

（5）在可能的情况下垫高伤肢，有利于缓解肿胀；

（6）每隔 10min 检查一次伤肢远端血液循环，若循环不好，应及时调整包扎；

（7）尽快送伤员到医院检查治疗，必要时呼叫救护车；

（8）不要喂伤员饮食，以免影响可能需要的手术麻醉。

特别提示：受伤后 72h 内不要热敷受伤部位，以免加重出血和肿胀；72h 后如果得到控制，可以热敷，以促进血液循环和伤处的恢复。

M5-21
踝关节扭伤急救

案例分享

M5-22

任务
评价

四肢骨折固定技术操作技能评价详见表 5-8。

表 5-8　四肢骨折固定技术操作技能评价表

班级		姓名		分值 / 分	得分
序号	项目	技术标准			
1	观察环境，表明身份，做好自我防护	观察并报告环境安全		2	
		戴手套或口述已做好自我保护		2	
		"我是乘务员，请问有什么可以帮助您吗？"		2	
2	安慰伤员	"不要紧张，我帮您处理伤口" 呼叫乘务员广播寻找医生		4	
3	检查伤肢	检查伤员受伤部位，并询问是否疼痛，报告伤员疑似骨折处，无伤口		5	
4	固定伤肢	将伤肢置于合适位置，检查伤肢末端运动、感觉、循环，用健肢或现场可利用物品固定		10	
5	穿带子	上肢骨折夹板固定可用两条适度宽带分别固定骨折上段、下段；下肢骨折健肢固定选 4 条适当宽度（约 10cm）的宽带，自伤员右侧膝下、踝下穿入，分别移至骨折近心端、远心端，膝关节下方小腿处及踝关节下方		15	
6	放衬垫	两下肢间加衬垫，移动健肢，将双下肢轻轻并拢		10	
7	悬吊伤肢	上肢骨折选用三角巾做大悬带悬吊伤肢，结打在颈后右侧方，伤肢末端略抬高		10	
8	系固定带	分别固定骨折近心端（上端）、骨折远心端（下端）及小腿，结打在健侧，最后两足之间加衬垫，踝关节 "8" 字固定，结打在两足背之间系带顺序无错误，宽带位置无偏差，骨折部位不受压		15	
9	观察伤肢及伤员	检查伤肢血液循环、运动及感觉，做好人文关怀，报告操作完毕		10	
10	操作规范性、准确性	要求动作熟练、规范，包扎松紧适度，牢固、有效、整齐		10	
11	人文关怀	充分做好人文关怀		5	
合计				100	
综合评价	自评（20%）	小组互评（30%）	教师评价（50%）	综合得分	

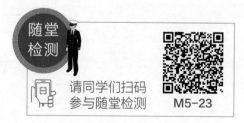

随堂
检测

请同学们扫码
参与随堂检测　　M5-23

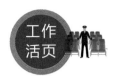

班级：		姓名：	学号：	成绩：

任务名称		
课前准备	资源准备	
	器材准备	
	小组准备	
实施过程	工作要点	
注意事项		
总结反思		

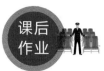

任务 12
伤员的搬运护送

工作任务

一名乘坐四川航空公司航班的旅客在从成都飞往喀什的途中因突发呕血，航班紧急备降兰州机场进行紧急救治。由于患者病情紧急，乘务员须配合其他部门搬运伤病旅客下机，为后续治疗争取宝贵的时间。根据示例，请模拟完成该名伤员旅客的搬运。

任务分析

一般来说，如果现场环境安全，应就地救护。在救护车到来之前，急救为挽救生命、防止伤病恶化争取时间。只有在现场环境不安全，或是受局部环境条件限制，无法施救时，才可搬运伤员。搬运和护送伤员应根据救护员、伤员和现场的情况，采取安全和适当的措施。

伤员的搬运方法有徒手搬运和使用器材搬运。徒手搬运法适用于伤病较轻、无骨折、转运路程较近的伤员；器材搬运适用于伤病较重，不宜徒手搬运且转运路程较远的伤员。

一、运送目的和原则

1. 目的

（1）尽快转移伤员至安全区。远离现场潜在的危险因素，如火源、爆炸物、毒烟、电击、毒物、交通事故等。

（2）现场环境不利抢救时（空间狭窄、妨碍急救操作），须安全转送医院进一步治疗。

2. 搬运护送原则

搬运应有利于伤员的安全和进一步救治。先止血、包扎、固定，再搬运；选择适当方法，防止二次损伤；途中注意观察伤员的生命体征。

二、搬运护送伤员的方法与技巧

（1）救护员人少没有把握时，不可贸然搬动。

（2）所有救护员要听从一人指挥，协同行动。

（3）救护员从下蹲到站起时，头颈和腰背部要挺直，尽量靠近伤员，用大腿的力量站起，不要弯腰，防止腰背部扭伤。

（4）救护员从站立到行走时，脚步要稳，双手抓牢，防止跌倒及滑落伤员。

三、搬运和护送应注意的事项

（1）需要移动伤员时，应先检查伤员的伤病是否已经得到初步处理，如止血、包扎、骨折固定。

（2）应根据伤员的伤病情况、体重、现场环境和条件、救护员的人数和体力，以及转运路程远近等作出评估，选择适当的搬运护送方法。

（3）怀疑伤员有骨折或脊柱损伤时，不可让伤员试行走或使伤员身体弯曲，以免加重损伤。

（4）对脊柱损伤（或怀疑损伤）的伤员要始终保持其脊柱为一轴线，防止脊髓损伤。转运要用硬担架，不可用帆布担架等软担架。

（5）用担架搬运时，必须将伤员固定在担架上，以防途中滑落。一般应头略高于脚，发生休克的伤员应脚略高于头。行进时伤员头在后，以便观察。

（6）救护员抬担架时要步调一致，上下台阶时要保持担架平稳。

（7）用汽车运送时，伤员和担架都要与汽车固定，防止起动、刹车时加重损伤。

（8）护送途中应密切观察伤员的神志、呼吸、脉搏以及出血等伤病的变化，如发生紧急情况应立即处理。

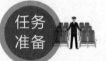

任务准备

全班同学分成若干个小组（5～6人一组），各小组选拔组长一名，并选取团队名称，如表5-9所示。

表5-9 学生任务分配表

班级		组号		指导老师	
组长		学号			
	姓名	学号	姓名	学号	
组员					

一、徒手搬运

1. 单人徒手搬运法

（1）扶行法。该方法适用于搬运单侧下肢有轻伤但没有骨折，两侧或一侧上肢没有受伤，且在救护员帮助下能行走的伤员（图5-46）。

（2）背负法。该方法适用于搬运意识清醒、老弱或年幼、体型较小、体重较轻，两侧上肢没有受伤或仅有轻伤且没有骨折的伤员（图5-47）。

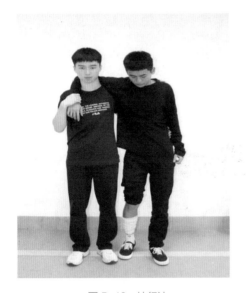

图 5-46 扶行法

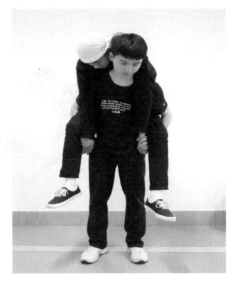

图 5-47 背负法

（3）抱持法（手抱法）。该方法适用于搬运年幼体轻、伤病较轻或只有手足部骨折的伤员。

（4）拖行法。该方法适用于在现场环境危险的情况下，搬运不能行走的伤员。具体分以下几类。

① 腋下拖行法：将伤员的手臂横放于胸前，施救者的双臂置于伤员的腋下，双手抓紧伤员对侧手臂，将伤员缓慢向后拖行（图5-48）。

② 衣服拖行法：将伤员外衣扣解开，衣服从背后反折，中间段拖住颈部和头后。救护员抓住垫于伤员头后的衣服缓慢向后拖行（图5-49）。

③ 毛毯拖行法：将伤员放在毛毯上，或用毛毯、被单、被罩等将伤员包裹，救护员拉住毛毯、被单、被罩等缓慢向后拖行。

④ 爬行法：适用于在空间狭窄或有浓烟的环境下，搬运两侧上肢没有受伤或仅有轻伤的伤员（图5-50）。

特别提醒：以上方法均不适用于疑似脊柱损伤的伤员。

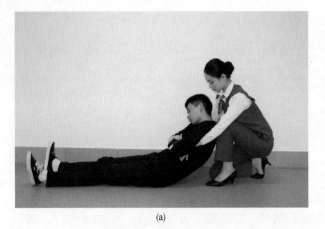
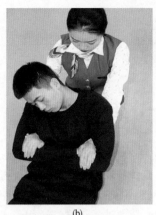

(a)　　　　　　　　　　　　　　　(b)

图 5-48　腋下拖行法

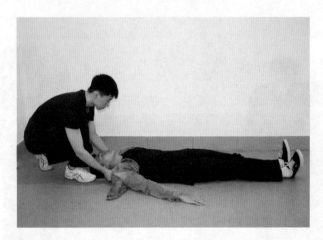

图 5-49　衣服拖行法

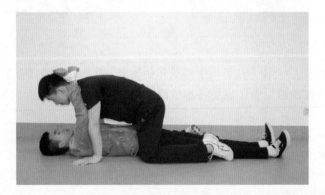

图 5-50　爬行法

2. 双人徒手搬运法

（1）轿杠式。该方法适用于搬运无脊柱、骨盆或大腿骨折，能用双手或一只手抓紧救护员的伤员（图 5-51）。

（2）椅托式。该方法适用于搬运无脊柱、盆骨或大腿骨折，清醒但体弱的伤员（图 5-52）。

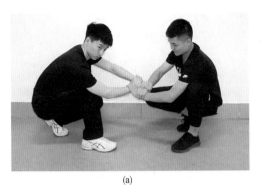

(a)

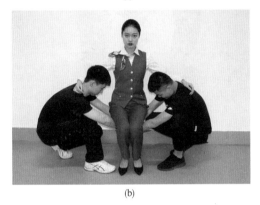

(b)

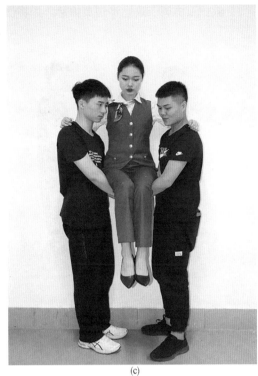

(c)

图 5-51　轿杠式搬运法

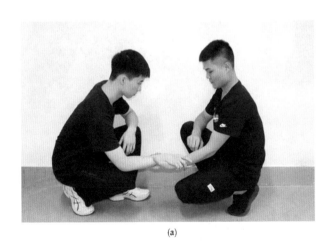

(a)

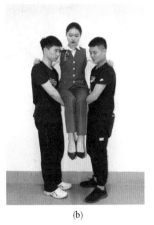

(b)

图 5-52　椅托式搬运法

（3）拉车式（前后扶持法）。该方法适用于在狭窄地方搬运无上肢、脊柱、盆骨或下肢骨折的伤员，或用于将伤员移上椅子、担架（图 5-53）。

3. 三人徒手搬运法（图 5-54）

（1）3 名救护员单膝跪在伤员一侧，分别在肩部、腰部和膝踝部将双手伸到伤员对侧，手掌向上抓住伤员。

（2）由中间的救护员指挥，3 人协调动作，同时用力，保持伤员的脊柱为一轴线平稳抬起，放于救护员大腿上。

（3）救护员协调一致地将伤员抬起。如将伤员放下，可按相反的顺序进行。

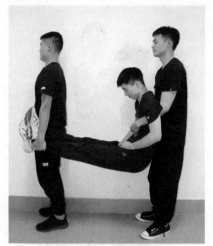

(a) 前后扶持法

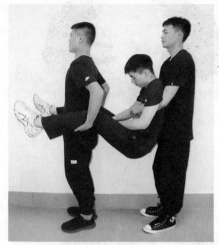

(b) 拉车式

图 5-53　拉车式（前后扶持式）搬运法

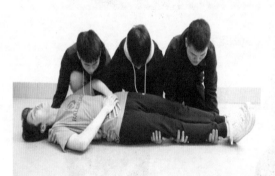

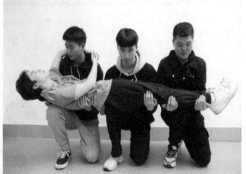

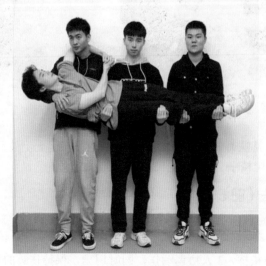

图 5-54　三人徒手搬运法

二、使用器材搬运

担架是运送伤员最常用的工具，担架的种类很多。一般情况下，对肢体骨折或怀疑脊柱受伤的伤员都需要使用器材搬运，可避免加重损伤。

常用的担架有折叠铲式担架、脊柱板、帆布担架、自制担架（帆布、毛毯、木板等）。折叠铲式担架、脊柱板、木板担架常用于脊柱损伤、骨折伤员的现场搬运；而帆布担架适用于无脊柱损伤，无骨盆或髋部骨折的伤员。

三、脊柱（颈椎）损伤伤员的搬运

1. 四人搬运法

此法适用于将脊柱损伤的伤员从担架上抬起或放入担架，以及短距离的搬运。

（1）1 名救护员单膝跪在伤员的头侧，双手用头部固定方法（头锁）固定头颈部，有条件时使用颈托固定。

（2）其他 3 名救护员单膝跪在伤员的同一侧，分别在伤员的肩背部、腰臀部和膝踝部将双手伸到伤员的对侧，手掌向上抓住伤员。

（3）由固定伤员头部的救护员指挥，4 人协调动作，同时用力，保持伤员的脊柱为一轴线，平稳抬起。如需将伤员放下，可按相反的顺序进行。

（4）如需短距离搬运伤员，则救护员应将伤员抱至胸部，仍然保持伤员的脊柱为一轴线，然后协调前行。

此方法是在没有颈托的情况下，不得已才采取的措施，应注意避免颈椎、腰椎的二次损伤，尽可能等候专业人员运送。

2. 脊柱板（或硬担架）搬运法

（1）1 名救护员单膝跪在伤员的头侧，双手用头部固定方法（头锁）固定头颈部，有条件时使用颈托固定。

（2）其他 3 名救护员单膝跪在伤员的同一侧，分别跪于伤员的肩背部、腰臀部和膝踝部，面向脊柱板。

（3）由固定伤员头部的救护员指挥，4 人协调动作，同时用力，将伤员翻向救护员，以滚木动作保持伤员的脊柱为一轴线。

（4）3 名救护员中的 1 人将脊柱板放置于伤员背部，仍保持伤员的脊柱为一轴线，将伤员平直地放于脊柱板上。

M5-24

任务评价

伤员搬运护送操作技能评价详见表 5-10。

表 5-10　伤员搬运护送操作技能评价表

班级			姓名		分值 / 分	得分
序号	项目		技术标准			
1	观察环境，表明身份，做好自我防护		观察并报告环境安全		2	
			戴手套或口述已做好自我保护		2	
			"我是乘务员，请问有什么可以帮助您吗？"		2	
2	安慰伤员		安慰伤员，告知伤员不能随意活动		4	
3	检查伤情		全身体格检查，顺序为头→颈→胸→腹→会阴→骨盆→四肢→背部；判断伤情		10	
4	器材选择		根据伤情选择搬运方法，合理选择搬运器材		10	
5	单人搬运		搬运动作规范、牢固，发力正确		10	
6	双人搬运		配合默契，搬运方法正确，动作协调，平稳		10	
7	三人徒手搬运		3 名救护员站位正确，方法得当，指挥员声音洪亮，动作协调，同时用力，保持伤员的脊柱为一轴线平稳抬起，按照相反的顺序放下		10	
8	器材搬运		1 人指挥，共同将伤者轴位翻动，从身体侧面放入脊柱板或担架，动作要求正确、协调、平稳，按照头部、胸部、髋部、下肢的顺序规范固定，松紧适度		15	
9	观察伤员		搬运时者在头侧，同时观察伤者情况		10	
10	操作规范性、准确性		要求操作规范，动作流畅，配合默契，过程紧凑		15	
合计					100	
综合评价	自评（20%）		小组互评（30%）	教师评价（50%）	综合得分	

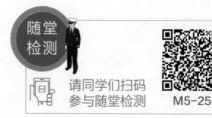

随堂检测

请同学们扫码参与随堂检测　M5-25

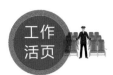

班级：		姓名：	学号：	成绩：

任务名称		
课前准备	资源准备	
	器材准备	
	小组准备	
实施过程	工作要点	
注意事项		
总结反思		

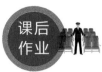

班级：　　　　　　姓名：　　　　　　学号：　　　　　　成绩：

任务 13
烧烫伤

工作任务

某航班，乘务员在加水时，34B 座位女士要求用自己的杯子加水，乘务员在倒好热水后递还杯子时，旅客还没接稳，对面的乘务员正好伸手来拿大罐饮料，不小心碰到杯子，导致整杯热水洒在旅客的大腿上，出现了水疱。根据示例，请对烫伤的旅客进行急救。

任务分析

烧烫伤是生活中常见的意外。由火焰、沸水、热油、电流、热蒸气、辐射、化学物质（强酸、强碱）等引起。对某些烫伤，如果处理不及时，就会导致不良的后果，而在飞机上这种特殊的环境中，如机组人员被电烤箱、热饮、热餐不小心烫伤，或旅客喝热饮时意外烫伤将会更加危险，必须立即进行妥善的处置，给予旅客最妥善的照顾，来保证旅客的生命安全。

一、烧烫伤深度分法

烧伤对人体组织的损伤程度一般分为Ⅰ、Ⅱ、Ⅲ度（图 5-55）。可按三度四分法进行分类（见表 5-11）。

二、烧烫伤面积估算

不规则或小面积烧伤，用手掌粗算。伤病员五指并拢，一掌面积约等于体表面积的 1%。

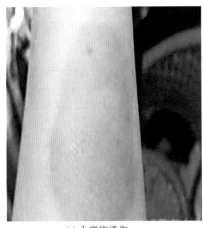

(a) Ⅰ度烧烫伤

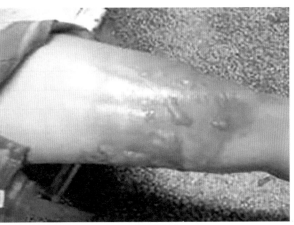

(b) Ⅱ度烧烫伤

图 5-55

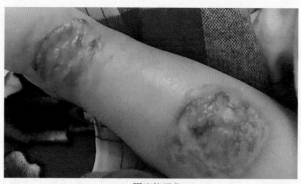

(c) Ⅲ度烧烫伤

图 5-55　烧烫伤

表 5-11　烧烫伤三度四分法

Ⅰ度烧烫伤（红斑性烧伤）		轻度红、肿、热、痛，感觉敏感，表面干燥、无水疱
Ⅱ度（水疱性烧伤）	浅Ⅱ度	剧痛，感觉敏感，有水疱，疱皮脱落后，可见创面均匀发红、水肿明显
	深Ⅱ度	感觉迟钝，有或无水疱，基底苍白，间有红色斑点，创面潮湿
Ⅲ度		痛感消失，无弹性，干燥，无水疱，如皮革状、蜡白、焦黄或炭化；严重时可伤及肌肉、神经、血管、骨骼和内脏

中国九分法：将全身体表面积划分为若干 9% 的等分，另加 1%，构成 100% 的体表面积，即头颈部 =1×9%；双上肢 =2×9%；躯干 =3×9%；双下肢 =5×9%+1。小儿头大下肢小，则：头颈部面积 =[9+(12-年龄)]%；双下肢面积 =[46-(12-年龄)]%。

三、烧烫伤所致休克

具体表现为口渴，烦躁不安，尿少，脉快而细，血压下降，四肢厥冷、发绀、苍白，呼吸增快等。

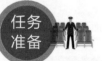

全班同学分成若干个小组（5 ～ 6 人一组），各小组选拔组长一名，并选取团队名称。见表 5-12。

表 5-12　学生任务分配表

班级				指导老师	
组长			学号		
组员	姓名	学号	姓名	学号	

一、急救措施

烧伤应急救护原则是先除去伤因，脱离现场，保护创面，维持呼吸道通畅，再组织转送医院治疗。针对烧伤的原因可分别采取相应的措施。

（1）立即用冷的自来水（15～25℃）持续冲洗（或浸泡伤处）降温直至疼痛缓解；避免用冰块直接冷敷，特别是烧伤面积较大时（20%以上）。同时紧急呼救，启动EMSS（急救医疗服务系统）。

（2）迅速剪开取下伤处的衣裤、袜类，切不可强行剥脱，取下受伤处的饰物。

（3）Ⅰ度烧烫伤可涂外用烧烫伤药膏，一般3～7日治愈。

（4）Ⅱ度烧烫伤，表皮水疱不要刺破，不要在创面上涂任何油脂或药膏，应用清洁的敷料（如纱布、毛巾等）或保鲜膜覆盖伤部，以保护创面，防止感染，并立即送医院。

（5）严重口渴者，可口服少量淡盐水或淡盐茶水。条件许可时，可用烧伤饮料。

（6）窒息者，进行人工呼吸；伴有外伤大出血者应予以止血；骨折者应做临时固定。

（7）大面积烧伤伤员或严重烧伤者，应尽快转送医院治疗。

二、特殊烧伤的处理

强酸、强碱物质对组织的损害与它们的浓度、接触时间长短、接触量多少有关。强酸对组织的局部损害为强烈的刺激性腐蚀，不仅创面被烧，而且能向深层侵蚀。但由于局部组织细胞蛋白凝结，能够阻止烧伤的继续发展。碱性物质更能渗透到组织深层，日后形成的瘢痕较深。

常见强酸有硫酸、硝酸、盐酸等，强碱有氢氧化钠、氢氧化钾等。

1.症状

硫酸烧伤的伤口呈棕褐色，盐酸、苯酚（石碳酸）烧伤的伤口呈白色或灰黄色，硝酸烧伤的伤口呈黄色。

烧伤局部疼痛剧烈，皮肤组织溃烂；如果酸、碱类通过口腔进入胃肠道，则可使口腔、食管、胃黏膜造成腐蚀、糜烂、溃疡出血、黏膜水肿，甚至发生食管壁、胃壁穿孔。严重者可引起休克。

2.急救措施

（1）脱离现场。眼睛接触强酸、强碱时立即用大量流动水冲洗。皮肤被强酸、强碱烧伤，如有纸巾、毛巾先蘸吸，然后立即用流动水冲洗。

（2）少量强酸、强碱烧伤，冲洗时间应在15min以上；大量强酸强碱烧伤，冲洗时间应在20min以上，冲洗时将污染的衣物脱去。若是粉末状强酸、强碱，先清除掉再用流动水冲洗。

（3）如误服的患者，则可服用蛋清、牛奶、豆浆、面糊、稠米汤或服用氢氧化铝凝胶保护口腔、食管、胃黏膜。严禁洗胃。

M5-26

M5-27
手部烧烫伤处置

任务
评价

烧烫伤的现场急救处理操作技能评价详见表 5-13。

表 5-13　烧烫伤急救处理操作技能评价表

班级			姓名		分值 / 分	得分
序号	项目		技术标准			
1	观察环境，表明身份，做好自我防护		观察并报告环境安全		2	
			戴手套或口述已做好自我保护		2	
			"我是乘务员，请问有什么可以帮助您吗？"		2	
2	安慰伤员		"不要紧张，我帮您处理伤口" 呼叫乘务员广播寻找医生		4	
3	检查受伤部位		检查伤员手部（前臂、小腿），报告局部烫伤（烧伤）可见水疱		10	
4	冲洗并暴露创面		立即用流动的冷清水持续冲洗烫伤（烧伤）部位至少10min（口述时间），直至疼痛缓解（必要时剪开受伤处的衣裤）		20	
	保护创面		用清洁的敷料蘸干伤口周围的水，再用干净的敷料或保鲜膜覆盖创面； 如上肢的烧烫伤可用小悬臂带悬吊伤肢，下肢的烧烫伤应将伤肢抬高		20	
5	观察伤员		观察伤员生命体征，做好人文关怀，报告操作完毕		10	
6	操作规范性、准确性		要求动作熟练、规范，包扎松紧适度，牢固、有效、整齐		20	
7	人文关怀		充分做好人文关怀		10	
合计					100	
综合评价	自评（20%）		小组互评（30%）	教师评价（50%）	综合得分	

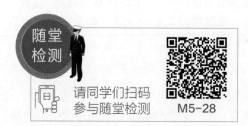

随堂
检测

请同学们扫码
参与随堂检测　M5-28

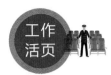

工作
活页

班级：		姓名：	学号：	成绩：	
任务名称					
课前准备	资源准备				
	器材准备				
	小组准备				
实施过程	工作要点				
注意事项					
总结反思					

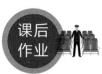

课后
作业

班级：　　　　姓名：　　　　学号：　　　　成绩：

项目六

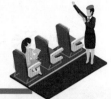

机上突发公共卫生事件

项目导读

众所周知，突发事件中对社会影响最大，后果最严重的是人员伤亡。尽管突发事件发生的原因各不相同，灾害严重程度也轻重不等，涉及范围大小不一，但如能对突发事件做出及时、科学、有效的处置，就能大大减轻其造成的严重后果，从而保护公众的生命安全，减少财产损失。

学习目标

 能力目标

（1）具备协调处置机上突发公共卫生事件的能力。

（2）具备机上遇污染源或伤病人员的临时隔离及舱内人员健康保护的能力。

 知识目标

（1）了解突发卫生公共事件的概念。

（2）熟悉传染病种类、症状及预防措施。

（3）熟悉遇传染病时乘务员应向机长报告的内容。

（4）掌握机上重大食物中毒事件的处置。

 思政目标

（1）通过对本项目的学习，坚持以人民为中心的发展思想，推进健康中国建设，把保障人民健康放在优先发展的战略地位，树立"安全第一、预防为主、综合治理"的管理理念，织牢织密公共卫生防护网，全方位保障人民健康，共同构建人类卫生健康共同体。

（2）把满足人民群众日益增长的美好航空需求作为出发点和落脚点。坚定"人民航空为人民"的理想信念，培养爱岗敬业、无私奉献的职业操守，践行使命责任，推动民航事业安全、持续、健康发展。

任务 14
熟悉机上突发公共卫生事件的处置

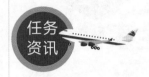

M6-1

突发性公共事件是指突然发生，造成或者可能造成社会公众健康严重损害的重大传染病疫情、群体性不明原因疾病、重大食物和职业中毒以及其他严重影响公众健康的事件。

一、机上重大传染病疫情的处置

在运行中凡发现有传染病人、疑似传染病人或病原携带者时，机组应按下列程序操作。

（一）报告

乘务员应立即给乘务长或直接向机长报告以下内容。

（1）患病旅客的主要症状、体征、发病人数。

（2）座位号、姓名、年龄，目前采取的救护措施，是否有生命危险。

（3）机上旅客总数、患病旅客周围是否有其他旅客、有无症状。

（4）机上 VIP 旅客人数、常旅客人数、外籍旅客人数、儿童人数。

（5）机组成员是否被传染，目前采取的防护措施。

（二）遇污染源或伤病人员的临时隔离及舱内人员健康保护

（1）立即封锁病人、疑似病人、病原携带者所在舱位，尽量将患病旅客转移到后三排隔离，禁止各机舱间人员流动，控制机组人员进出驾驶舱。

（2）实施应急医学措施，提供专用吐泻容器。封闭被污染的厕所，并对吐泻物及其排泄物进行采样留验，专人处理。

（3）对污染或者可能被污染的环境和病人的分泌物、排泄物进行消毒处理。

（4）单独收集可能被污染的物品，并交地面防疫部门处理。维持客舱内的秩序，并向旅客婉转说明情况。利用机上现有条件，对必须接触病人者进行必要的个人防护（如戴手套、口罩，穿隔离衣等）。

（三）机舱环境消毒处理

（1）向机长报告病人情况、目的地等，由机长通知前方到达站机场准备消毒事宜。

（2）将传染病乘客使用未被拦阻东西放入塑料袋中，待下机后交相关部门处理。

（3）及时、准确地向卫生防疫部门提供传染病乘客的座位号，及其周围环境以利于防疫部门进行消毒处理。

（4）遵守到达站机场防疫部门的隔离和检疫措施。

（5）航后乘务长填写《机上事件报告单》，到地面后将检疫传染病病人、病原携带者、疑似检疫传染病病人和与其密切接触者以及其他需要跟踪观察的旅客名单，移交上级卫生行政部门。

二、检疫传染病

《中华人民共和国传染病防治法》规定管理的传染病有甲类、乙类和丙类3种。其中，甲类传染病有2种，包括鼠疫和霍乱。乙类传染病共26种，包括非典型性肺炎、艾滋病、肝炎、脊髓灰质炎、人感染高致病性禽流感、甲型H1N1流感、麻疹、出血热、狂犬病、乙脑、登革热、炭疽、痢疾、肺结核、伤寒和副伤寒、流脑、百日咳、白喉、新生儿破伤风、猩红热、布氏杆菌病、淋病、梅毒、钩体病、血吸虫病、疟疾。丙类传染病因有11种，包括流行性感冒、流行性腮腺炎、风疹、急性出血性结膜炎、麻风病、斑疹伤寒、黑热病、包虫病、丝虫病、其他的感染性腹泻、手足口病。

目前机上采取重大传染病疫情处置的主要指甲类传染病，即鼠疫、霍乱。乙类传染病中的非典型性肺炎、人感染高致病性禽流感以及最新出现的新型冠状病毒，需要采用甲类传染病方法来强制管理。

（一）甲类传染病

1. 鼠疫

（1）定义。鼠疫也叫做黑死病，是鼠疫杆菌借鼠蚤传播为主的烈性传染病，系广泛流行于野生啮齿动物间的一种自然疫源性疾病。自然疫源性疾病即指传染源为野生动物或由野生动物传人、家畜、家禽，并通过一定的传播途径引起的疾病。自然疫源性疾病一般在动物中传播，人进入该地区时才会被感染。

人类历史上曾多次发生过流行性鼠疫，全球性鼠疫发生过3次，死亡人数过亿，导致不少城镇灭绝。据文献统计，死于鼠疫的人数，超过历史上所有战争死亡的人数的总和。无怪乎人们称这种疾病为"黑色妖魔"。

（2）传染源及传播途径。传染源为鼠类和其他啮齿动物（旱獭）以及肺鼠疫病人。鼠疫杆菌对外界有较强的抵抗力，在干燥的痰中可存活4～7天，在脓液中可存活20～30天，在蚤粪中可存活1个月，在阴暗潮湿处可生存数月，而在冰冻环境下可生存1年以上。主要传播途径为跳蚤传播，即鼠疫通过老鼠→跳蚤→人体方式传播，直接接触病人的痰、脓液等也有感染患病的机会。在我国青海有一种旱獭，也可传播鼠疫。肺鼠疫还可借助飞沫、空气传播，造成人类肺鼠疫流行。

（3）主要临床表现。主要临床表现有两类：一类是全身毒血症状表现；另一类为所侵犯的组织器官局部的临床表现。以急性淋巴结炎表现为主的腺鼠疫、败血型鼠疫，以肺炎表现为主的肺鼠疫和脑膜脑炎鼠疫及其他，除轻型外的其他型起病均急骤，有较重的出血现象。腺鼠疫主要表现为全身腹股沟、腋下淋巴结肿大，伴红、肿、痛，严重者可很快昏迷；肺鼠疫主要表现咳血痰、呼吸短促、发绀等，有的还有胸痛，常因心力衰竭出血休克危及生命，临终前全身皮肤呈高度发绀，故有"黑死病"之称；败血型鼠疫主要表现为体温过高或不升，病人妄言或昏迷，出血现象严重。本病起病急，有高热、寒战、头痛、恶心、呕吐等症状。表现惊慌、言语不清、颜面及眼结膜极度充血，步态不稳如酒醉状态。随后病人很快发生意识模糊、脉细而快、血压下降，亦可有鼻出血、尿血、胃肠道出血、肝脾肿大等。

（4）防治措施。鼠疫属于烈性传染病，被列入我国甲等传染疾病，由于传染性强，病死率高，容易酿成国际大流行，因而被定为国际检疫性的传染病。出入国境口岸应严格执行《中华人民共和国国境卫生检疫法》及《中华人民共和国国境卫生检疫法实施细则》。具体防治措施包括：灭鼠灭蚤，预防动物间鼠疫，隔离鼠疫病例，预防传播。鼠疫杆菌对日光、热及消毒剂较敏感。如日光直射4～5小时，加温至70～80℃10分钟或100℃1分钟均可致死。化学消毒剂如来苏儿、石炭酸、漂白粉、福尔马林、升汞等在常用浓度均可快速杀死鼠疫杆菌。

2.霍乱

（1）定义。霍乱是一种由霍乱弧菌引起的烈性肠道传染病，多发生于夏秋季节，发病急、传播快，属于国际检疫性的传染病，也是我国法定管理的甲类传染病。

（2）传染源及传播途径。霍乱病人及带菌者是传染源，水生动物被污染后在体内存活很久，也可以是传染源，继续污染水体。霍乱弧菌通过被污染的水和食物或苍蝇进行传播。

（3）主要临床表现

① 潜伏期短，发病急，先泻后吐，多无腹痛，大便初期呈黄水样，而后呈米汤样。

② 严重者可有高烧、口舌干燥，脱水、眼窝塌陷、两颊深凹，腹凹陷如舟，手指干扁似洗衣妇，酸碱失衡，周围循环衰竭及急性肾功能衰竭，虚脱、甚至休克。

③ 肌肉痉挛，心动过速，深大呼吸，血压下降，尿量减少或无。

④ 若治疗不及时，死亡率较高。

（4）防治措施

① 出入我国口岸应严格执行《中华人民共和国国境卫生检疫法》及《中华人民共和国国境卫生检疫法实施细则》。

② 针对霍乱弧菌怕热不怕冷、怕干不怕湿、怕酸不怕碱、怕茶不怕奶、惧怕含氟消毒剂的特点，应加强饮水消毒和食品卫生管理。

③ 必要时可在医师指导下注射或口服疫苗。

（二） 乙类传染病

1.传染性非典型性肺炎（以下简称"非典"）

（1）定义。传染性非典型性肺炎是由一种新的冠状病毒引起的急性呼吸道传染病。世界卫生组织（WHO）命名为重症急性呼吸综合征（SARS），病原体为新型的冠状病毒（SARS）。

（2）传染源及传播途径。SARS病毒具有较强的传染性，主要传播方式是近距离（1m以内）飞沫传播，还有接触传播，如病人呼吸道分泌物、消化道排泄物或其他体液，以及被病人污染过的物品等。

（3）主要临床表现。非典型肺炎与典型肺炎的临床表现大不相同。首先，非典患者表现为发高烧以及干咳，没有表现出一般流感的症状，比如流鼻涕、咽痛等；其次，没有表现出通常感冒常见的症状，比如白色或黄色痰液，偶尔患者咳出的痰中带有血丝，出现呼吸急促的现象，严重者出现呼吸窘迫综合征。

（4）防治措施

① 目前对传染性非典型性肺炎尚无特效药物。

② 勤于洗手，尤其是打喷嚏、咳嗽和清洁鼻孔后要及时洗手。

③ 确保空气流通，如经常开窗及保持空调设备的良好性能。

④ 流行期间取消集会，避免去人多的场所，必要时戴口罩。

2.甲型H1N1流感

（1）定义。甲型H1N1流感又称为A（H1N1）型流感、人感染猪流感。中国卫计委于2009年4月30日发布2009年第8号公告，明确将甲型H1N1流感（原称"人感染猪流感"）纳入传染病防治法规定管理的乙类传染病，并采取甲类传染病的预防、控制措施。其病毒特征是A型流感病毒，携带H1N1亚型猪流感病毒毒株，包含禽流感、猪流感和人流感3种流感病毒的核糖核酸基因片断，同时拥有亚洲猪流感和非洲猪流感病毒特征。医学测试显示，目前主流抗病毒药物对这种毒株有效；美国疾控机构的照片显示甲型 H1N1 流感病毒对该抗病毒药物呈阴性反应。

（2）传染源及传播途径

① 传染源：主要为病人和病毒携带者，感染和携带这种病毒的动物均有可能传播。

② 传播途径：主要为呼吸道传播，也可通过接触感染的猪或其粪便、周围污染的环境等途径传播。

③ 人群易感性：普遍易感，多数年龄在 25 ~ 45 岁间，以青壮年为主，应注意老年人和儿童。从事养猪业者，发病前一周内去过养猪、销售及宰杀等场所者，接触猪流感病毒感染材料的实验室工作人员为高危人群。甲型 H1N1 流感常发生在冬春季节。猪感染猪流感一般发生在夏秋季节。

（3）主要临床表现

① 潜伏期较流感、禽流感潜伏期长，一般 1 ~ 7 天左右。

② 甲型 H1N1 流感的早期症状与普通人流感相似，包括发热、咳嗽、喉痛、身体疼痛、头痛、发冷和疲劳等，有些还会出现腹泻或呕吐、肌肉痛或疲倦、眼睛发红等。

③ 部分患者病情可快速进展，来势凶猛、突然高热，体温可以超过 39℃，甚至继发严重肺炎、急性呼吸窘迫综合征、肺出血、胸腔积液、全血细胞减少、肾功能衰竭、败血症、休克、呼吸衰竭及多器官损伤，导致死亡。

④ 病人原有的基础疾病亦可加重。

（4）防治措施

① 注意休息，多喝水，减少到公共人群密集场所的机会。

② 勤锻炼、勤洗手，保证饮食以及充足睡眠，室内保持通风等，养成良好的个人卫生习惯。

③ 可以考虑戴口罩，降低风媒传播的可能性。

④ 定期将板蓝根、大青叶、薄荷叶、金银花当作茶饮用。

⑤ 特别注意突发高热、结膜潮红、咳嗽、流脓涕等临床表现。

⑥ 普通的抗流感疫苗对人类抵抗甲型 H1N1 流感无明显效果，故出现症状应以及时就诊正规医院为要。

⑦ 注射甲型 H1N1 流感疫苗，口服病毒灵、连花清瘟胶囊、扑热息痛以及抗生素等。

3. 新型冠状病毒肺炎

（1）定义。冠状病毒是一个大型病毒家族，已知可引起感冒以及中东呼吸综合征（MERS）和严重急性呼吸综合征（SARS）等较严重疾病。新型冠状病毒是以前从未在人体中发现的冠状病毒新毒株，世界卫生组织（WHO）正式将其命名为"COVID—19"。

（2）传染及传播途径

① 传染源：目前所见传染源主要是新型冠状病毒感染的患者。无症状感染者也可能成为传染源。

② 传播途径：经呼吸道飞沫和密切接触传播是主要的传播途径。在相对封闭的环境中长时间暴露于高浓度气溶胶情况下存在经气溶胶传播的可能。由于在粪便及尿中可分离到新型冠状病毒，应注意粪便及尿对环境污染造成气溶胶或接触传播。

③ 易感人群：人群普遍易感。

（3）主要临床表现

① 以发热、干咳、乏力为主要表现。少数患者伴有鼻塞、流涕、咽痛、肌痛和腹泻等症状。重症患者多在发病一周后出现呼吸困难和 / 或低氧血症，严重者可快速进展为急性呼吸窘迫综合

征、脓毒症休克、难以纠正的代谢性酸中毒和出／凝血功能障碍及多器官功能衰竭等。值得注意的是重型、危重型患者病程中可为中低热，甚至无明显发热。

② 部分儿童及新生儿病例症状可不典型，表现为呕吐、腹泻等消化道症状或仅表现为精神萎靡、呼吸急促。

③ 轻型患者仅表现为低热、轻微乏力等，无肺炎表现。

（4）防治措施

① 从乘机到登机旅客应全程佩戴口罩，不要抱有侥幸心理。

② 旅客可以随身携带含酒精的消毒湿巾或棉片，以便随时清洁双手和可能触碰到的地方，乘飞机全程尽量避免双手触摸眼睛、鼻子或嘴巴。

③ 乘机时，旅客要尽量选择靠窗的座位，不在机舱内来回走动，在条件允许时，尽量和其他旅客分散坐，隔出空位，以避免直接接触患者或吸入其咳出的飞沫。

④ 登机后，尽量避免接触小桌板、窗户、座椅扶手等公共用品，最好先用含酒精消毒湿巾或棉片擦拭这些公共用品后再使用。

⑤ 在飞行过程中，尽量避免走动和摘下口罩进食，减少饮水。由于飞行途中无法及时进行清洁消毒，尽量不使用厕所。

⑥ 长途旅行需要饮食，最好与身边的旅客错开时间吃，避免同时摘下口罩。

三、食物中毒

1.定义

食物中毒指食用了被有毒有害物质污染的食品或者食用了含有毒有害物质的食品后出现的急性、亚急性疾病，属于食源性疾病的范畴。食物中毒包括细菌性食物中毒、细胞性食物中毒、化学性食物中毒等。食物中毒既不包括因暴饮暴食而引起的急性胃肠炎、食源性肠道传染病（如伤寒）和寄生虫病（如囊虫病），也不包括因一次大量或者长期少量摄入某些有毒有害物质而引起的以慢性毒性为主要特征（如致畸、致癌、致突变）的疾病。食物中毒通常都是在不知情的情况下发生的。

2.传染源及传播途径

食物中毒主要源于人吃了被污染的食物，也可因食物容器或案板被细菌污染所引起。导致食物中毒的细菌很多，但常见的有沙门氏菌属、嗜盐菌，其次是变形杆菌、致病性大肠杆菌及葡萄球菌和肉毒杆菌所产生的细菌毒素。

3.主要临床表现

（1）患病者曾共同食用被细菌或毒素污染的食物，故多数是同时发病并且症状基本一致。

（2）潜伏期短，多数为进食 2～5 小时后发病。

（3）有明显的季节性，一般多发生于夏秋季。

（4）临床表现主要是急性胃肠炎症状，如头晕、恶心呕吐、腹痛、腹泻，可伴有发热。

4.防治措施

（1）一旦发现重大食物和职业中毒事件，立即报告机长。

（2）对引发中毒的排泄物、呕吐物等应采样和留样，以便调查。

（3）利用机上现有条件进行必要的处置。

（4）航后乘务长应填写《机上事件报告单》。

工作任务

熟悉机上突发公共卫生事件的处置措施。

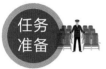

任务准备

1. 全班同学分成若干个小组（5～6人一组），各小组选拔组长一名，并选取团队名称（表6-1）。

表6-1 学生任务分配表

班级		组号		指导老师	
组长		学号			
组员	姓名	学号	姓名	学号	

2. 复习机上公共卫生事件等相关素材资源。

3. 查找《突发公共卫生事件应急条例》《中华人民共和国传染病防治法》《国内交通卫生检疫条例》《国家突发公共卫生事件总体应急预案》等相关资料。

4. 收集机上突发公共卫生事件的相关新闻或案例。

任务实施

1. 情景模拟

（1）李某某，长期在埃及务工，疫情期间从埃及回国，回国前接受了新冠病毒核酸检测，结果为阴性。在回国的航班上发生呕吐、体温异常等情况。根据示例，请模拟完成机上重大传染病疫情的处置。

（2）8月3日，天津滨海新区某公司1名菲律宾籍员工，自天津乘出租车抵达首都国际机场，乘坐国航CA179前往菲律宾马尼拉。在航班途中接北京市疾病防控中心通报，该旅客新冠病毒核酸结果为阳性，乘机前通过伪造假核酸检查报告登机。根据示例，请模拟完成机上重大传染病

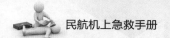

疫情的处置。

2.问题讨论

（1）机上重大传染病疫情处置时机组人员应报告哪些基本信息？

_____

_____

_____

_____

（2）传染性疾病主要分为哪几大类？

_____

_____

_____

_____

（3）对检疫传染病人、病原携带者、疑似检疫传染病病人和与其密切接触者应怎样实施隔离？

_____

_____

_____

_____

任务评价主要从同学们的学习态度、资料准备情况，各小组成员沟通协作，遇传染病时空乘人员的报告内容、伤病人员的临时隔离及舱内人员健康保护情况等几个方面进行评价，详细内容见表6-2。

表 6-2　《熟悉机上突发公共卫生事件的处置》工作任务评价表

班级		姓名		分值／分	得分
评价项目	评定标准				
学习态度	学习态度认真，积极主动，方法多样			10	
职业素养	热爱空中乘务工作，体现较强的敬业精神，有较强的服务理念和服务意识，有良好的职业习惯			10	
协调能力	与小组成员、同学之间能合作交流，协调工作			10	
传染病种类	能正确口述甲类、乙类传染病			10	
报告	能正确口述机上遇重大传染病时乘务员向乘务长或机长报告的具体内容			20	
传染病隔离	能正确进行发现有传染病人、疑似传染病人或病原携带者时，机组人员处置操作			20	
机舱环境消毒	能及时做好上报工作，通知相关部门处理			10	
工作完整	情境表演完整，能按时完成任务			10	
合计				100	
综合评价	自评（20%）	小组互评（30%）	教师评价（50%）	综合得分	

请同学们扫码参与随堂检测　M6-2

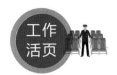

班级：		姓名：	学号：	成绩：

任务名称		
课前准备	资源准备	
	器材准备	
	小组准备	
实施过程	工作要点	
注意事项		
总结反思		

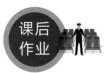

课后
作业

班级：　　　　　　姓名：　　　　　　学号：　　　　　　成绩：

参考文献

[1]　刘平 . 航空救护 [M]. 成都 : 西南交通大学出版社 , 2013.

[2]　王利艳 . 民航客舱救护 [M]. 北京 : 中国民航出版社 , 2015.

[3]　巫红梅 . 航空应急医疗教程 [M]. 北京 : 中国民航出版社 , 2018.

[4]　中国红十字总会 . 救护师资教程 (二) 心肺复苏与创伤救护 [M]. 北京 : 人民卫生出版社 , 2015.

[5]　中国红十字总会 . 救护师资教程 (三) 常见急症与避险逃生 [M]. 北京 : 人民卫生出版社 , 2015.

[6]　刘平 , 王树明 . 民航空勤人员航空医学 [M]. 北京 : 中国民航出版社 , 2015.

[7]　韩瑛 . 民航客舱服务与管理 [M]. 北京 : 化学工业出版社 , 2017.

[8]　苏佳灿 , 李松林 . 空中医疗急救手册 [M]. 上海 : 第二军医大学出版社 , 2018.

[9]　中国民用机场协会应急救护专业委员会 . 机场突发共卫生事件应急处置 [M]. 北京 : 中国民航出版社 , 2013.

[10]　大型飞机公共航空运输承运人运行合格审定规则 (CCAR-121-R5), 2017.

[11]　大型飞机公共航空运输机载应急医疗设备和训练 (AC-121-102R1), 2011.